Docteur Alfred FRITSCH

Ancien Interne des Hôpitaux
Ancien préparateur d'Électrothérapie
et de Radiographie
Lauréat de la Faculté des Sciences
Prix du P. C. N., 1903
Lauréat de la Faculté de Médecine
Prix d'Anatomie et d'Histologie, 1905
Prix de Physiologie (Mention très honorable), 1905
Prix de Médecine, 1907

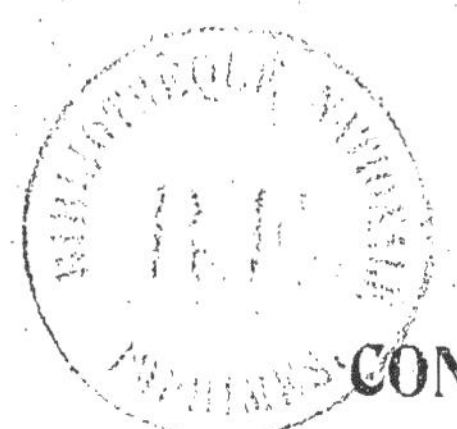

CONTRIBUTION A L'ÉTUDE

DE LA

CHAUX DANS L'ORGANISME

Spécialement dans ses Rapports

AVEC LA

PATHOGÉNIE DE L'ARTÉRIOSCLÉROSE

IMPRIMERIE
GERBER
&
PETITCOLAS
NANCY

Docteur Alfred FRITSCH

Ancien Interne des Hôpitaux
Ancien préparateur d'Électrothérapie
et de Radiographie
Lauréat de la Faculté des Sciences
Prix du P. C. N., 1903
Lauréat de la Faculté de Médecine
Prix d'Anatomie et d'Histologie, 1905
Prix de Physiologie (Mention très honorable), 1905
Prix de Médecine, 1907

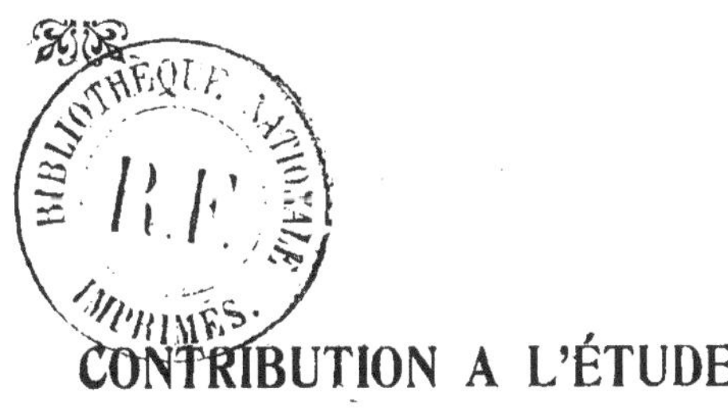

CONTRIBUTION A L'ÉTUDE

DE LA

CHAUX DANS L'ORGANISME

Spécialement dans ses Rapports

AVEC LA

PATHOGÉNIE DE L'ARTÉRIOSCLÉROSE

IMPRIMERIE
GERBER
&
PETITCOLAS
NANCY

A MES PARENTS

Témoignage de reconnaissance et de profonde

affection

A MA CHÈRE FEMME

A MON PETIT MARCEL CHÉRI

A MA SŒUR, A MES FRÈRES

MEIS ET AMICIS

A MON PRÉSIDENT DE THÈSE

Monsieur le Professeur GARNIER

PROFESSEUR DE CHIMIE MÉDICALE ET DE TOXICOLOGIE

A MONSIEUR LE PROFESSEUR SPILLMANN

MEMBRE CORRESPONDANT DE L'ACADÉMIE DE MÉDECINE

A MONSIEUR LE PROFESSEUR AGRÉGÉ ROBERT

A MES MAITRES DANS L'INTERNAT

Messieurs les Professeurs Agrégés

G. ÉTIENNE et L. SPILLMANN

INTRODUCTION

L'ingestion des substances minérales et de la chaux
en particulier n'a pas préoccupé l'esprit des auteurs
de diététique jusque vers le milieu du dernier siècle.
Liebig (1) signala le premier, en 1840, la nécessité de
l'intervention de certains minéraux pour la formation
de la substance organique et vivante. A sa suite Chossat (2), Forster (3), Voit (4) s'appliquèrent par de
longues expériences à mettre en relief le rôle de la
chaux dans l'alimentation et dans la constitution du
squelette. Depuis le remarquable ouvrage de Jolly en
1887, la minéralisation n'a cessé d'être à l'ordre du
jour, mais la chaux a été laissée dans l'ombre ; les
phosphates ont personnifié en eux toute la question de
la minéralisation, ils ont suscité des travaux nombreux
dont quelques uns vraiment autorisés : des flots d'encre
ont coulé sans éclaircir le sujet. Les opinions sont encore contradictoires en plus d'un point, et il est impossible de connaitre avec une approximation même éloi-
gnée, le taux moyen de l'élimination phosphatique (5).
Autant les phosphates ont conquis de faveur auprès des biologistes et des thérapeutes, autant la chaux

---

1. Liebig, d. org. Chemie Anw. a. Agr. u. Phys.
2. C.-R. de l'Ac. des Sc., T. 14, p. 451.
3. Forster, Ztschr. f. Biol., T. 9, p. 297.
4. Voit, Ztschr. f. Biol., T. 16, p. 62.
5. V. le trav. de Lumière et Chevrotier, Arch. de méd. exp.
et d'anat. path. mai 1903.

a été regardée avec méfiance. Peu à peu. sans qu'on
sache trop sur quelles preuves on s'appuyait, on a considéré les artérioscléreux comme de malheureux surcalcifiés, dont le squelette et les tissus sursaturés de
chaux ne pouvaient en fixer davantage : ne trouvant
plus de place ailleurs, la chaux s'installe sur le système cardio-vasculaire. Et qu'avait-on besoin d'autres
preuves ? la chaux est là sur les artères, prise en fla-
grant délit. C'est donc bien elle la cause de l'artériosclérose : rayons la chaux de l'alimentation, et la voilà
anéantie la rouille de la vie, celle qui ronge tous les
ans en France 300.000 victimes. L'application thérapeutique de cette découverte biologique incontestée n'a
pas été longue. En 1897, Rumpf de Hambourg (1) ins-
titua le fameux régime qui porte son nom et qui comprend les aliments pauvres en chaux : surtout de la
viande, du poisson, des pommes de terre et des fruits;
sont interdits les aliments riches en chaux : le lait, les
œufs, les légumes. Le régime de Rumpf a toujours été
appliqué avec insuccès (2), mais il n'a jamais été sérieusement combattu. Après avoir été sur le point de
passer à l'état de souvenir, il est aujourd'hui, avec
quelques modifications, plus accrédité qu'au premier
jour. La question de l'artériosclérose est de toute ac-
tualité. Les remarquables travaux sur l'athérome expérimental de Josué, de Pearce, de Stanton, de Loeper,
de Boveri, de J. Barr, de G. Etienne et J. Parisot, de
Cummins, de Stout, d'Ortowaski, de Shannon, d'Erb,

1. Mun. med. Woch., Méd. moderne, 11 sept. 1897.
2. Klemperer et v. Noorden, 2º Congr. de méd. int. Leipz.
avr. 1904.

etc.. ont fait faire à l'important problème de la pathogénie de l'artériosclérose un pas incontestable. Les plaques d'athérome ont forcément attiré l'attention de quelques auteurs sur la chaux ; le rôle athéromatisant évident du $CaCl_2$ a donné à la chaux une fort mauvaise réputation.C'est munie de ces références, que la chaux s'est présentée l'année dernière au Congrès de l'artériosclérose à GENÈVE ; elle en est sortie couverte de confusion (1). Elle sera bannie de la table de l'artérioscléreux, lequel devra en outre ingérer des substances décalcifiantes (2).

Du moment que la chaux est une cause adjuvante de l'artériosclérose, il est tout à fait logique de supposer que les lésions de l'artériosclérose s'accompagnent d'une accumulation de chaux dans l'organisme, et qu'on enrayera le mal en diminuant la rétention de la chaux, c'est-à-dire en provoquant son élimination. La pierre de touche d'un bon médicament de l'artériosclérose sera son pouvoir décalcifiant. Nous n'aurions jamais osé douter de ces faits ; nous avons plutôt cherché à les confirmer en étudiant certains procédés thérapeutiques, spécialement l'ingestion d'iodure de potassium et l'injection de sérum de Trunecek, et en essayant de contrôler leur valeur par le degré de décalcification qu'ils produisent. En même temps nous avons voulu nous rendre compte dans quelle mesure les causes athéromatisantes provoquent la rétention et la fixation de la chaux. Le but de notre travail était

---

1. LŒPER et BOVERI, Chaux et athérome, Congr. de Gen. 1908.
2. FERRIER, Soc. de Biol. 1907, p. 48.

donc bien délimité. *La chaux est-elle retenue chez le lapin sous l'influence des agents athéromatisants ?* Nous n'avons pas hésité à consacrer à la réponse de cette simple question une année de minutieuses expériences et de longs dosages. Le résultat fut contraire à l'hypothèse : les faits nous amenèrent avec évidence à cette conclusion d'apparence paradoxale : *Un agent athéromatisant provoque une décalcification simultanée d'autant plus intense, que son pouvoir athéromatisant est plus grand : l'artérioscléreux est un calcifié localement, mais au fond, c'est un hypocalcifié.* Nous verrons que ce résultat qui entraîne la réhabilitation de la chaux, s'accorde parfaitement avec les lois de la biologie. Bien des faits obscurs nous ont arrêté et nous ont amené à les scruter, sans les résoudre entièrement, mais en essayant de les mettre au point, telles les questions de l'absorption, de l'assimilation, de l'élimination de la chaux ; de ses rapports avec les états pathologiques où elle joue un rôle visible : tuberculose, myxœdème, rachitisme, ostéomalacie. Nous avons été obligé d'élargir ainsi le cadre de ce travail et de faire une œuvre d'ensemble, tout en gardant comme but spécial : le rôle de la chaux dans la pathogénie de l'artériosclérose.

Nous divisons notre sujet en trois parties :

Dans la première, nous exposerons la méthode chimique et la technique des expériences.

Dans la deuxième, nous nous occuperons du rôle physiologique de la chaux à l'état normal.

La troisième partie comprendra les rapports entre la chaux et la pathologie : nous y verrons le rôle de la chaux dans l'artériosclérose au point de vue clinique et expérimental. Après avoir examiné l'influence d'autres maladies et de quelques agents artificiels sur le métabolisme de la chaux, nous discuterons l'importance thérapeutique de la question.

Avant d'aborder notre sujet c'est pour nous un devoir de reconnaissance de remercier les Maîtres qui ont bien voulu nous marquer de l'intérêt dans le cours de nos études.

A l'école de M. le professeur GARNIER nous nous sommes initié à l'étude de la chimie biologique, son enseignement clair et précis nous a rendu intéressante et facile une branche qui paraît naturellement aride. Dès le jour où il nous ouvrait son laboratoire, il n'a cessé de s'intéresser à notre entreprise, de guider notre inexpérience dans le travail délicat des expériences chimiques et de nous donner les marques d'une sympathie que nous nous efforcerons de justifier. Aujourd'hui il nous fait l'honneur de présider à notre soutenance de thèse, nous en sommes heureux et fier.

Nous avons conscience de tout ce que nous devons au savant enseignement de M. le professeur SPILLMANN, pendant le temps que nous avons été externe dans son service. Nous ne pourrions jamais oublier les preuves d'intérêt et de confiance qu'il nous a maintes fois témoignées.

Nous avons été externe dans le service de M. le professeur WEISS et de M. le professeur JACQUES, M. le professeur MEYER nous a accueilli dans son laboratoire, les trop courts instants passés auprès d'eux laisseront bien vivant en nous le souvenir de leurs savantes leçons. Nous leur en exprimons ici notre profonde gratitude.

M. le professeur agrégé ROBERT ne nous a ménagé ni son savoir ni son expérience. L'amitié bienveillante dont il nous a toujours honoré sera un des meilleurs souvenirs de nos études médicales.

Pendant les années d'externat et d'internat que nous avons passées dans la clinique de M. le professeur agrégé ETIENNE nous avons appris les maladies des vieillards et les affections du système nerveux. Il a suivi nos travaux avec un vif intérèt, les renseignements qu'il nous a fournis avec la meilleure amabilité nous ont été d'un précieux secours. Qu'il nous soit permis de lui exprimer toute notre reconnaissance.

Nous avons passé un an comme interne dans le service de M. le professeur agrégé L. SPILLMANN, nous garderons un excellent souvenir de ses conférences sur les maladies cutanées et syphilitiques. Nous avons pu apprécier combien son enseignement est clair, pratique et méthodique. Nous tenons a assurer ce maître dévoué de notre reconnaissance et de notre cordiale affection.

Nous sommes heureux de pouvoir adresser nos sentiments de gratitude à tous nos maîtres de la Faculté, particulièrement à MM. les professeurs SIMON, SCHMITT et GUILLOZ et à MM. les professeurs agrégés G. GROSS, FRUHINSHOLZ et RICHON.

Je dis enfin au revoir aux camarades de la salle de garde et aux excellents amis que furent pour moi les Docteurs : RICHARD, LEGRIS, MISSLIN, DELFOURD, GOURNET, CHATELAIN, etc..., et je fais des vœux pour leur bonheur et leur avenir.

PREMIÈRE PARTIE

EXPOSÉ DES MÉTHODES

CHAPITRE PREMIER

MÉTHODE DE DOSAGE DE LA CHAUX

Nos dosages ont porté sur des substances assez variées ; sur des produits alimentaires : pain, lait, foin, avoine, son ; sur des déchets d'homme et de lapin : urine et feces ; sur des tissus : os, sang, muscles, rein, cerveau, cœur, vaisseaux, foie, tubercules, etc.

Il existe deux méthodes différentes pour doser la chaux : la méthode *pondérale* et la méthode *volumétrique*. Sur les conseils de M. le professeur GARNIER, nous n'avons employé que la première, qui est plus précise que la seconde et qui n'est plus longue qu'en apparence. Après avoir bien étudié les différents procédés et nous être fait une méthode type d'après les auteurs, nous avons essayé de nous mettre à l'œuvre : nous nous sommes heurté à bien des difficultés pratiques et il nous a fallu au moins quinze jours d'un travail quotidien pour arriver après de nombreux tâtonnements à faire un dosage convenablement. Nous avons essayé un grand nombre de procédés et nous n'avons pas eu à regretter ce temps perdu ; car nous n'avons plus eu besoin, dans la suite, de modifier notre méthode, ce qui rend les chiffres éminemment comparables dans les quelques centaines d'analyses que nous avons faites. Nous exposerons les procédés du dosage pondéral, nous ne nous étendrons pas sur les procédés volumétriques.

DOSAGE PONDÉRAL — Le principe du dosage pondéral consiste à précipiter la chaux dans une solution limpide et à peser le précipité obtenu. Pour avoir la solution de toute la chaux d'une substance organique, il faut détruire la matière organique et laver les cendres avec un dissolvant de la chaux. Le dosage comprend ainsi quatre étapes ; l'incinération, l'épuisement, la précipitation et la pesée.

§ 1. **L'Incinération.** — On met la substance à incinérer dans une capsule en porcelaine pouvant contenir 5 fois plus que la substance à traiter. On chauffe très doucement, en interposant une toile métallique, jusqu'à ce que le produit soit bien desséché. Si la substance est liquide : urine de lapin, lait, sang, etc., on modère la flamme tant que l'évaporation n'est pas achevée. Quand la substance est bien sèche, on chauffe jusqu'au rouge sombre : il se dégage d'abondantes fumées ; on peut activer la combustion en plongeant la flamme d'un brûleur Bunsen dans l'intérieur de la capsule tout en continuant de chauffer celle-ci par le dessous. Il est bien recommandé de chauffer très doucement pendant le dégagement des gaz qui peuvent entraîner une partie des chlorures, carbonates ou phosphates alcalins. Quand on ne veut doser que la chaux, cela n'a pas d'importance : on peut chauffer

sans crainte au rouge sombre. Une partie de la chaux
pourrait à la rigueur se volatiliser sous forme de chlorure de calcium ; mais comme les substances organiques qu'on incinère contiennent toujours de grandes
quantités de phosphore, il se forme des phosphates de
chaux, ainsi que des carbonates et sulfates qui sont
très stables et il n'y aura pas de pertes. Pendant que
la matière se boursoufle, il vaut mieux ne pas y tou-
cher : l'accès de l'air se fait mieux dans les porosités
et la combustion du charbon est plus complète. Si la
stabilité de la chaux rend l'incinération assez facile, il
est cependant bon de ne pas trop brusquer la flamme ;
car au début il pourrait se faire des décrépitations et
des projections de matières et, dans la suite, les sels
alcalins fondant trop rapidement enrobent les parti-
cules de charbon et empêchent leur combustion ultérieure.

Les crottins de lapin se laissent très facilement
incinérer : en chauffant modérément pendant 3 ou 4
heures, nous avons obtenu des cendres d'un gris très
clair, qui auraient pu servir directement à l'épuisement.
Mais comme il arrivait parfois que les cendres étaient
noires, nous avons procédé de la façon suivante : après
avoir pesé et pulvérisé les cendres de la totalité des
crottins, nous en avons prélevé un poids déterminé,
soit 3 grammes, que nous avons recalciné dans une
petite capsule en porcelaine : dans ce cas les cendres
sont bien grises (1).

---

(1) Une expérience comparative sur 3 échantillons d'une même
cendre nous a donné : sans recalcination, 0 gr. 110 ; avec simple
recalcination, 0 gr. 127 ; avec double recalcination après lavage

Avec les tissus organiques, il est impossible d'obtenir par une première calcination des cendres grises, la fusion des sels alcalins, très abondants, isolant des parcelles de charbon. On fait bouillir les cendres avec de l'eau légèrement acidulée par HCl, on filtre : le filtrat est conservé pour être joint aux eaux de lavage ; le filtre avec son dépôt est incinéré de nouveau dans une petite capsule de porcelaine (1).

§ 2. **Epuisement.** — Les cendres sont épuisées par de l'eau distillée contenant 1/10 d'HCl. Pour cela, sans sortir les cendres de la capsule où leur calcination a été achevée, on ajoute de l'eau acidulée, on fait bouillir, on laisse déposer dix minutes et on filtre sans jeter les cendres sur le filtre. On remet de l'eau acidulée dans la capsule, on fait bouillir et on filtre de même ; après avoir fait cette opération 4 ou 5 fois, on lave le filtre. On est en présence d'un liquide clair, contenant toute la chaux et tous les sels solubles dans HCl. L'important pour avoir un épuisement complet, n'est pas de prendre une grande quantité de liquide, mais de faire le lavage un grand nombre de fois.

Pour le dosage de la chaux dans les os, nous avons fait l'*épuisement sur l'os directement,* sans pratiquer l'incinération. On fait macérer l'os pendant 24 heures dans l'acide chlorhydrique au 1/3 : puis on le laisse sé-

---

des cendres, 0 gr. 126. La double recalcination n'est donc pas nécessaire ; c'est un avantage sérieux, car elle est longue, puisquelle exige la dessication des cendres.

(1) La porcelaine est préférable au platine ; car il peut se former du phosphore attaquant le platine. Il nous est arrivé de percer le fond d'une capsule de platine pendant cette opération. (V. HOPPE-SEYLER, Tr. d'anal. chim., p. 9).

journer quelques heures dans 4 ou 5 eaux successives, acidulées par l'acide chlorhydrique. Toutes ces eaux sont réunies dans un ballon gradué et on complète à un volume déterminé, soit un litre. On agite pour rendre la masse bien homogène et on filtre. Le liquide filtrerait très lentement en totalité, à cause des matières grasses et collagènes qui finissent par boucher les pores du filtre. Mais il suffit d'en filtrer 1/4 environ, ce qui se fait très rapidement. On jette le reste, ainsi que le filtre qu'on ne lave pas. On fait aussitôt sur le liquide filtré deux prélèvements déterminés, soit de 100 cc., le premier pour le dosage, le second pour la réserve en cas d'accident. Le prélèvement doit être tel que le CaO qui y correspond soit approximativement de 100 à 300 mmgr., s'il y avait trop de chaux, la transformation finale de l'oxalate de chaux en chaux vive pourrait n'être pas complète. Il n'y a nul inconvénient à ce que le prélèvement mis en réserve varie plus tard de volume par suite de l'évaporation : l'essentiel est que le jaugeage exact ait été fait dès le commencement.

Ce procédé par épuisement direct sans incinération abrège beaucoup les manipulations et, par le fait, diminue aussi les chances d'erreur ; il est surtout pratique pour les dosages en série. Avant d'employer ce procédé qui n'est pas relaté dans les traités, nous l'avons contrôlé en dosant la chaux des fémurs d'un même lapin, le premier par le prodédé de l'incinération, le deuxième par l'épuisement direct ; nous avons trouvé des chiffres identiques. Nous avons confirmé ce contrôle, en incinérant le squelette d'osséine, résidu de l'épuisement, et nous avons constaté que la chaux organique qui aurait pu échapper à la dissolution était nulle. Quel que soit le procédé de dosage, jusqu'ici les opérations sont les mêmes, avec des variantes de détail; tout est bien puisque la solution contient la totalité de la chaux de la substance à analyser.

Quand l'urine n'est pas albumineuse, on peut y précipiter la chaux directement; mais il faut avoir soin, si on filtre l'urine, de l'aciduler par HCl, pour ne pas perdre de phosphate de chaux. L'incinération et l'épuisement sont ainsi supprimés. Si l'urine contient de l'albumine, on peut l'oxyder par un mélange d'acide sulfurique et azotique, suivant le procédé de NEUMANN (Arch. f. anat. Physiol. 1900, p, 159); mais l'opération étant longue et délicate, le plus simple est de l'évaporer et de l'incinérer, comme nous l'avons fait pour l'urine de lapin qui est très épaisse et où la précipitation directe est également impossible.

§ 3. **La Précipitation.**— On peut précipiter la chaux à l'état de sulfate, de carbonate, ou d'oxalate.

A. Sulfate. — A la dissolution de chaux, on ajoute un excès d'acide sulfurique étendu, puis environ deux volumes d'alcool ; on laisse reposer 12 heures, on filtre, on lave complètement avec de l'alcool hydraté, on sèche et on chauffe modérément au rouge. Cette méthode est très exacte, mais elle n'est applicable qu'autant que les acides combinés à la chaux soient tous solubles dans l'alcool, et qu'il n'y ait pas dans la liqueur d'autres substances insolubles dans l'alcool. Avec des cendres contenant des produits fort variables, cette méthode donnerait de grosses erreurs.

B. Carbonate. — Il faut pour cela que les sels de chaux soient solubles dans l'eau. Notre solution est acide et contient des sels insolubles en milieu neutre ; cette méthode est donc inapplicable. La précipitation par le phosphate de soude l'est également en milieu acide.

C. Oxalate. — Ce procédé convient pour tous les sels de chaux solubles dans l'eau ou dans HCl sans exception.

a). L'oxalate d'ammoniaque précipite la chaux en présence du chlorhydrate d'ammoniaque et d'un léger excès d'ammoniaque, sans précipiter la magnésie ; c'est ainsi que l'on sépare habituellement la chaux de la magnésie. Mais le précité obtenu n'est pas toujours formé par de l'oxalate de chaux ; lorsque les cendres contiennent des phosphates ce qui est invariablement le cas pour les substances dans lesquelles nous aurons à rechercher la chaux, le précipité sera *du phosphate de chaux.* Dans la suite, la calcination ne fera pas disparaître l'acide phosphorique, et comme la pesée n'est pas faite à l'état de phosphate, les résultats seraient faussés. C'est pour cela qu'il faut procéder autrement.

b). Le liquide acide qui tient la chaux en dissolution, est neutralisé par l'ammoniaque, jusqu'à ce qu'il commence à se faire un précipité qu'on dissout de nouveau avec une goutte d'acide chlorhydrique ; on ajoute un excès d'oxalate d'ammoniaque et enfin de l'acétate de soude. L'acide chlorhydrique libre réagissant sur l'acétate de soude s'empare du sodium et libère l'acide acétique dans lequel l'oxalate calcique formé est presque complètement insoluble ; pour la même raison l'acide phosphorique devient phosphate de soude et reste entièrement en solution. Mais s'il y a du fer présent, il n'est pas séparé par ce procédé et son poids s'ajoute à celui de la chaux ; c'est pour cela que nous nous sommes servi du procédé suivant.

c). Méthode de précipitation employée dans nos analyses. — La dissolution acide des sels calciques telle que nous l'avons obtenue par épuisement des cendres, est neutralisée par de l'ammoniaque jusqu'à formation de précipité abondant (1). On ajoute de l'acide acétique pour solubiliser ce précipité et pour rendre le liquide acide. Le précipité se redissout instantanément ; mais quelquefois, malgré la chaleur, il persiste un précipité jaune grisâtre floconneux : c'est un précipité de phosphate de peroxyde de fer qui n'est pas soluble dans l'acide acétique. On s'en débarrasse par filtration et c'est alors seulement que, dans le liquide filtré et porté à l'ébullition, on précipite la chaux par un excès d'oxalate d'ammoniaque. On laisse déposer quelques heures, on décante sur un filtre sans cendres ; le précipité est détaché des parois du vase avec de l'eau chaude et porté sur le même filtre ; on lave le filtre avec de l'eau distillée, jusqu'à ce que le liquide filtré ne produise plus de précipité avec une dissolution de $CaCl_2$. Le filtre et son précipité sont desséchés à l'abri de la poussière, ou mieux dans une étuve. Il est prêt pour la manipulation du § 4.

---

1. Lorsque la quantité de chaux est très faible, le précipité est invisible ; il faut alors s'aider du tournesol, pour savoir quand il faut ajouter l'ammoniaque et cesser d'ajouter l'acide acétique. Après un jour de dépôt, le précipité se remarque.

Discussion. — Le filtre doit contenir tout l'oxalate de chaux et pas autre chose. Comme on est obligé d'ajouter un grand excès d'oxalate d'ammoniaque, pour transformer toute la magnésie en oxalate, — car l'oxalate de chaux est un peu soluble dans le chlorure de magnésie, — il arrive qu'un peu de magnésie se précipite ; en effet, l'oxalate de magnésie n'est pas entièrement soluble dans l'acide acétique. D'autre part l'oxalate de chaux est très légèrement soluble dans l'acide acétique. Ces deux erreurs de sens contraire se compensent jusqu'à un certain point ; elles sont d'ailleurs pratiquement négligeables. Mais des erreurs grossières peuvent être commises, si, par exemple, on ajoute l'oxalate d'ammoniaque en quantité insuffisante : il y a alors précipitation incomplète ; on s'en aperçoit si, en ajoutant quelques gouttes d'oxalate d'ammoniaque au liquide reposé, il se forme encore un précipité. Une grande partie de la chaux pourrait échapper à la précipitation, si on n'avait bien soin de neutraliser l'acide chlorhydrique avant d'ajouter l'acide acétique. Enfin, le précipité pourrait être augmenté par la présence de magnésie, de fer, d'oxalate d'ammoniaque ; on évite ces inconvénients en opérant en milieu franchement acétique, filtrant avant l'addition d'oxalate d'ammoniaque et lavant bien le filtre. Le précipité d'oxalate de chaux est extrêmement ténu et il passe à travers les filtres les plus épais : pour éviter les pertes et une filtration fastidieuse, il est indispensable d'opérer la précipitation à chaud, ce qui rend le précipité plus dense, et de laisser déposer quelques heures ou une journée.

§ **4. La Pesée**. — Le précipité d'oxalate rassemblé sur le filtre peut être pesé sous quatre formes : oxalate, sulfate, carbonate, oxyde.

a). Sous forme d'oxalate. — Le filtre a été préalablement taré après dessication à 100° ; il est de nouveau déssèché à 100° et pesé directement. Ce procédé est encore employé, mais il est inexact, l'oxalate renfermant, à 100°, des quantités d'eau variables.

b). Sous forme de sulfate. (SCHROETTER). — Le précipité est d'abord chauffé au rouge dans une capsule de platine ; on laisse refroidir, redissout par un peu d'HCl et ajoute un excès d'acide sulfurique pur ; on évapore avec précaution et on calcine légèrement. Ce procédé est chimiquement assez exact, mais nous ne l'avons pas trouvé pratique, car l'évaporation de l'acide sulfurique demande plusieurs heures et il se produit facilement des décrépitations qui causent de grosses erreurs.

c). Sous forme de carbonate. — On détache soigneusement le précipité du filtre au-dessus d'un papier noir lustré, on incinère d'abord le filtre en tenant le creuset de platine incliné pour permettre l'accès de l'air. On ajoute ensuite le précipité et on chauffe sans dépasser le rouge sombre, pendant 5 à 10 minutes ; il est bon de tenir la lampe à la main et de la promener sous le creuset pour éviter de surchauffer. L'oxalate noircit, puis redevient blanc quand la transformation en carbonate est complète. On laisse refroidir sous le dessicateur et l'on pèse. Pour s'assurer qu'il n'y a pas eu formation d'oxyde, on humecte les cendres et on les touche avec du papier de curcuma ; s'il brunit

(chaux libérée), la calcination est à recommencer ;
mais il faut au préalable mouiller les cendres, y jeter
un fragment de carbonate d'ammoniaque pur et évaporer au bain-marie. FRESENIUS considère cette méthode comme donnant des résultats d'une exactitude
presque absolue (Tr. d'anal. chim. quant. Paris-Savy,
p. 199). Nous l'avons essayée à plusieurs reprises et
malgré toutes les précautions, nous n'avons jamais
réussi à empêcher totalement la formation d'oxyde ;
en prenant un poids déterminé d'oxalate de Ca pur,
nous n'avons jamais obtenu le même poids de carbonate. M. le professeur GARNIER, nous a engagé à mettre
en pratique la transformation en oxyde. DENIGÈS rejette
également le procédé du carbonate.

d). Sous forme d'oxyde. — On incinère le filtre
comme pour la transformation en carbonate. mais
quand on a ajouté le précipité, on chauffe au blanc
pendant 5 à 10 minutes sur le chalumeau à gaz. L'oxalate se transforme en oxyde ; on laisse refroidir sous
le dessicateur et on pèse rapidement. L'oxyde de Ca
s'empare de l'acide carbonique et de la vapeur d'eau,
mais pas assez vite pour gêner une pesée exacte.

Si on ne dispose pas d'un chalumeau à gaz, on arrivera encore à de bons résultats avec un bec Bunsen.
Après avoir chauffé pendant 5 minutes au rouge blanc
avec un Bunsen la capsule de platine contenant de
l'oxalate de chaux, nous avons fait la pesée et nous
avons trouvé 144 mmgr. ; nous avons chauffé pendant
5 nouvelles minutes de la même façon, le poids est
devenu 143 ; après cela nous avons porté pendant 5
minutes le même creuset au-dessus du chalumeau, le

poids exact était 142,6. Avec le Bunsen on arrive donc presqu'aux mêmes résultats qu'avec le chalumeau ; s'il y a une erreur, elle est légère et sensiblement constante. On peut du reste s'assurer que la transformation a été complète : aussitôt après la pesée on ajoute de l'acide chlorhydrique dilué à la chaux, il ne doit pas y avoir d'effervescence. Il est bon que le creuset ne contienne pas plus de 300 mmgr. de chaux, sinon la transformation en chaux vive ne se ferait plus aussi complètement.

Il est bien entendu que les pesées doivent se faire sur une balance de précision, avec un creuset exactement taré et avec toutes les précautions habituelles des pesées exactes.

Pour tous nos dosages nous avons employé la méthode suivant les §1 ; § 2 ; § 3, C, c ; § 4, D. Quoique ces dosages soient très longs, nous avons pu gagner du temps en les faisant en série. Les procédés volumétriques sont au moins aussi longs. En effet, les opérations de l'incinération, de l'épuisement et de la précipitation sont les mêmes. La calcination finale seule est remplacée par le procédé titrimétrique.

Magnésie. — Si l'on veut doser la magnésie, on la précipite par l'ammoniaque et le phosphate de soude dans le liquide filtré où l'on a fait la précipitation de la chaux. Pensant trouver des relations intéressantes entre la calcification et la magnésie, nous avons fait régulièrement le dosage de la magnésie. Nous nous sommes ainsi imposé un surcroît considérable de travail et cela sans résultat, la magnésie ne nous ayant rien révélé de particulier. Elle n'est pas, avant tout, un élément de constitution comme la chaux ; elle est surtout un élément de fonction et, comme tel, suit les échanges azotés.

———

CHAPITRE II

TECHNIQUE PHYSIOLOGIQUE

Pour éviter les redites au sujet les détails de nos expériences, nous avons tenu à en faire un chapitre spécial. Nous ne nous occuperons pas des analyses d'urine que nous avons pratiquées chez des tuberculeux et chez des vieillards, ni des analyses d'os et de tissus que nous avons faites aux autopsies ; nous insisterons seulement sur les précautions particulières que nous avons dû prendre dans nos expériences les plus importantes.

§ 1. **Expériences avec dosage de la chaux ingérée et éliminée.** — Les 8 lapins soumis à ces dosages étaient répartis par 4 dans 2 cages spéciales, que M. le professeur GARNIER a bien voulu nous confier.

Ces cages dont on peut voir une reproduction à la fig. 3. sont construites en fer. Le fond qui sert de plancher est formé par une plaque de tôle émaillée, percée de trous pour permettre le passage de l'urine ; les côtés sont en verre sur une hauteur de 20 cm. à partir du fond. Ainsi il n'y a pas de pertes d'urines ou de crottes par le côté. Au-dessous du plancher, se trouvent des plans inclinés en verre, formant entonnoir et déversant l'urine dans un récipient placé sous l'ouverture médiane. La mangeoire était disposée sur un côté de la cage à fleur du plancher ; nous avons dû la supprimer, parce que les lapins qui n'aimaient pas le contact de la tôle émaillée, se couchaient régulièrement dans la mangeoire et y mélangeaient leur urine avec la nourriture.

Nous avons aussi constaté qu'il était impossible de placer n'importe quel récipient sur le sol ; les animaux le renversaient, y marchaient ou s'y couchaient. Nous avons disposé toutes les mangeoires à 40 cm. du plancher, en sorte que les lapins pour manger ou pour boire, étaient obligés de se dresser debout sur les pattes de derrière, apprentissage qu'ils ont d'ailleurs fait immédiatement. Malgré cette précaution, il arrivait encore que les lapins se sont couchés dans les mangeoires : c'est pour cela que nous avons fait des mangeoires spéciales, dont la face supérieure était garnie de gros fils de fer à direction très inclinée. Les animaux pouvaient juste passer leur tête entre les barreaux pour puiser leur nourriture, mais la forte inclinaison les empêchait de s'y étendre.

Pour contenir les pâtes de $CaCl^2$ et de KI, nous avons confectionné de petites mangeoires étanches en zinc ; ces mangeoires portaient un double bord, en sorte que le lapin en grignotant, laissait tomber les miettes dans la rainure ainsi créée et non sur le sol (fig. 4).

Au bout de quelques semaines de tâtonnements, nous sommes arrivé à avoir des crottes sans mélange de nourriture. Pendant ce temps, nous avons déjà mis les lapins en équilibre de régime avec ce qu'ils devaient recevoir ultérieurement. C'est alors seulement que nous avons commencé les expériences décrites plus loin, dans la 3e partie. Nous avons tenu à retracer ces détails vulgaires, parce qu'ils sont très impor-

tants : il ne servirait à rien, en effet, de faire dans les
excréments des dosages au milligramme près, si on
devait faire des erreurs grossières en recueillant les
matières.

La nourriture des lapins était exclusivement formée
de son, d'avoine, de foin et d'eau de Moselle. Du début à la fin, l'avoine provenait d'un même sac, ainsi
que le son. Après avoir bien mélangé l'avoine, nous
en avons prélevé un échantillon pour le dosage ;
nous avons procédé de même pour le son. Le foin employé provenait d'une seule botte ; il était haché en
menus morceaux, débarrassé de toutes les petites touffes
d'herbe pouvant emprisonner des mottes de terre ;
nous avons de même prélevé, à fin d'analyse, une
portion de ce foin rendu aussi homogène que possible.

Quatre lapins recevaient par jour 100 gr. de son,
60 gr. de foin, 200 gr. d'avoine et 450 gr. d'eau : ces
quantités sont celles que les bêtes s'étaient librement
fixées dans les essais préliminaires. Le lendemain,
nous pesions les résidus de cette ration, nous connais-
sions ainsi pour chaque jour les quantités d'aliments
ingérés et, par suite, aussi la quantité de chaux ingérée. Nous fournissions leurs repas aux lapins le matin
à 10 h. et le soir à 5 h. Pour faire ingérer aux lapins
du $CaCl^2$ et de l'iodure de potassium, nous mélangions
ces substances délayées dans de l'eau avec un peu de
son et avec de l'avoine dont les lapins sont très friands.
Ils les ont mangées sans difficulté. Il est bien entendu
que le son et l'avoine ainsi employés étaient pris sur
la ration journalière des animaux.

Tous les jours, à la même heure, nous avons recueilli

les crottins et l'urine ; pour ne pas perdre l'urine adhérente au verre de la cage, nous avons eu soin de rincer régulièrement les parois et l'entonnoir avec une quantité déterminée d'eau de Moselle, dont le poids et la teneur en Ca étaient ensuite retranchés du poids et de la composition de l'urine. Nous avons pratiqué l'incinération des urines et des crottins le jour même, nous réservant de faire plus tard les dosages en série. Il faut beaucoup de précautions pour recueillir intégralement toute l'urine et tous les crottins sans mélange de matières étrangères. Aussi, quoique le personnel du laboratoire de clinique nous fût très dévoué, nous avons tenu à faire nous-même tout le travail matériel pour l'entretien des animaux jusque dans les moindres détails ; nous n'avons pas craint de consacrer tous les jours 4 à 6 heures à cette occupation : nous pouvons ainsi avoir pleine confiance dans nos chiffres.

§ 2. **Expérience sans dosage des échanges, mais avec analyse des tissus.** — Ces expériences sont bien plus faciles ; les lapins sont dans des cages ordinaires et on n'est pas obligé de faire des centaines d'analyses dont chacune demande deux jours de travail. La technique ne présente rien de spécial. Ces lapins ont été sacrifiés par saignée, et c'est le sang ainsi obtenu qui nous a servi aux analyses. Les poids des os ou tissus prélevés après la mort des animaux sont toujours comptés en poids d'organes frais.

§ 3. **Expériences sur nous-même**. — Il importe, avant d'entreprendre des dosages pour de longues semaines, d'être très sûr de la façon dont les expériences sont faites. C'est pour cela qu'en vue de l'analyse de la chaux dans l'ingestion et l'élimination, nous nous sommes pris nous-même comme sujet d'expérience. Nous avons expérimenté l'influence des acides et des alcalins sur la rétention de la chaux, comme c'est rapporté dans la IIIe Partie. Nous avons recueilli la totalité des urines et des feces, et c'est absolument indispensable, quoique l'analyse ne porte que sur une fraction. Pour les feces, il est commode de se servir de récipients tarés ; nous avons fait l'incinération dans des capsules en porcelaine, suivant le procédé décrit au Chap. I, § 1.

Pour l'ingestion, nous avons établi un régime absolument constant avec des aliments pouvant varier le moins possible d'un jour à l'autre. Ce régime contenait tous les jours 4,680 gr. de CaO (1).

---

1. Voici quelle était la composition de ce régime : eau, contenant 9 mmgr. de CaO par litre, 800 gr. ; 4 œufs de grosseur moyenne, contenant chacun 17 mmgr. de CaO ; lait, 3 litres ; pain, 350 gr. Le lait du début à la fin de l'expérience, était un mélange de 15 mêmes vaches ; il était donc assez homogène : d'ailleurs, 3 échantillons que nous en avons pris au commencement, au milieu et au terme de l'expérience, ont fourni sensiblement la même quantité de chaux : 1 gr. 447 par litre. Le pain varie en CaO d'un jour à l'autre suivant les farines employées, suivant le degré de cuisson et suivant la partie employée : croûte ou mie. Pour nous mettre à l'abri de ces variations, nous avons procédé de la façon suivante : nous avons fait préparer une pâte comprenant, par kilo de farine, 580 gr. de lait, 20 gr. de graisse d'oie, 20 gr. de beurre, 4 gr. de sel, 25 gr. de sucre et 23 gr. de levure. Du pain fait de cette façon est encore comestible au bout de plusieurs semaines· Nous avons fait préparer en une seule fois 6 k 500 de pâte ; quand la pâte était bien homogène, nous en avons prélevé 100 gr., dans lesquels l'analyse révélait 0 gr. 0656 de CaO. Le reste de la pâte a été partagé en portions de 400 gr. : chaque portion contenait donc 0 gr. 262 de CaO. Les petits pains résultant de la cuisson contenaient ainsi un poids invariable de chaux, quoique leur propre poids variât de 342 gr. à 359 gr., différence qui était simplement due à la plus ou moins grande évaporation de l'eau. La diminution ultérieure de poids par dessication n'avait évidemment aucune importance.

DEUXIÈME PARTIE

PHYSIOLOGIE DE LA CHAUX

CHAPITRE PREMIER

FORME ET RÉPARTITION DE LA CHAUX

1° **Forme de la chaux.** — Le calcium existe dans le corps sous forme nettement organique, sous forme semi-organique et sous forme minérale.

Le *calcium organique* n'est pas décelable par les réactifs chimiques de ce métal : on peut le comparer au fer de l'hémoglobine ou au phosphore de la nucléine. Le calcium dont le poids atomique est 40, est plus lourd que les métalloïdes et les métaux, tels que Na, K, P, S qui entrent dans la composition des albuminoïdes ; plus un métal est lourd, plus il a de peine à entrer dans une combinaison organique : son poids considérables ne lui permet de s'unir qu'à une molécule énorme de plusieurs milliers d'atomes et dans ce nombre, le métal lourd n'est généralement représenté que par un seul atome ; c'est ce qui a lieu pour l'hémoglobine dont le poids moléculaire est bien connu

(C^{544} H^{823} Az^{147} O^{147} S^2 Fe) c'est ce qui doit exister aussi pour le calcium ; là matière albuminoïde en renferme très peu ; mais l'importance d'un élément n'est pas fonction de la quantité : la matière organique agit comme un ferment, or l'albuminate de Ca et de Mg est un ferment hydratant (GAUBE). Une manipulation assez simple permet de nous rendre compte de la combinaison organique du calcium. On fait macérer un poids déterminé de muscle frais pendant 12 heures dans de l'eau distillée, après lavage et expression, nous sommes en présence d'un *suc* contenant surtout des sels de potasse, de soude, de magnésie et de chaux et d'un *gâteau* que nous pouvons dissoudre dans une lessive de soude. Le gâteau qui ne décelait à l'état de solution sodique ni calcium, ni aucun sel, nous montre après incinération : des phosphates, des carbonates et des sulfates de chaux et de magnésie. Le suc musculaire est sujet à des combinaisons continuelles des acides et des bases, ce sont ces échanges qui manifestent la vie. Le protoplasme musculaire est un albuminate dont la forme est mobile, mais dont la composition est constante. Toute la matière minérale musculaire est à l'état de solution : la dissolution des sels insolubles est faite par la matière protéique dont ils sont eux-mêmes le dissolvant. Si nous insistons sur ces composés organiques calciques et sur leur fixité, c'est que nos expériences nous ont convaincu que malgré les procédés artificiels(calcifiants, décalcifiants) que l'on pourrait employer, cette chaux organique ne varie pas.

La chaux *semi-organique* a quelques caractères de la

chaux minérale : elle est décelable par les réactifs habituels du calcium, elle est dissociable par l'action des acides faibles et par la dialyse. Elle existe dans l'organisme à l'état de dissolution et à l'état solide. Les sels de chaux sont dissous à l'état de chlorure, de sulfate, de phosphate, de carbonate (solubilisé grâce à un excès d'acide carbonique), de lactate, de composés phosphatiques tels que : lacto-phosphates, chlorhydro-phosphates, glycéro-phosphates. Les combinaisons organiques du Ca qui circulent dans le sang sont encore peu connues (albuminates, saccharates, lactates, glycérophosphates), bien qu'elles jouent un rôle important dans les échanges de ces sels. Leur précipitation dans les tissus se produit bien plus souvent sous l'influence d'une dislocation de ces combinaisons, provoquée elle-même par l'affaiblissement du processus vital, que par le fait du passage à l'état basique de sels inorganiques acides ou neutres (1).

Une partie de la chaux dissoute est *minérale* : elle est très faible ; le sang et la lymphe en contiennent 0 gr. 006 à 0 gr. 008 par litre ; le muscle peut en contenir jusqu'à 0 gr. 200 par kilo. Cette chaux *n'est pas absolument invariable,* elle peut momentanément augmenter ou diminuer suivant la fusion squelettique ; l'alimentation a peu de pouvoir pour la faire varier.

C'est grâce aux variations de la chaux minérale dissoute, qu'on n'observe pas pour les dosages de certains organes, des chiffres absolument constants. PARHON et DUMITRESCO ont trouvé pour le cerveau du

______

1. CHANTEMESSE et PODWYSSOTSKY. Les Process. généraux, p. 320.

chat des quantités de CaO variant de 0 gr. 0027 à 0 gr. 016, (Soc. de Biol., 9 avril 1909).

La chaux solide est unie à l'acide phosphorique, à l'acide carbonique, au chlore, au fluor. Même dans l'os, la chaux revêt un caractère organique : dans le processus de l'ossification normale du cartilage et du tissu conjonctif, on constate, en effet, que la trame des cartilages s'imprègne de très minimes granulations de phosphate acide et de carbonate de chaux, grâce auxquelles elle change d'aspect : d'uniforme et mate qu'elle était, elle devient brillante et finement granuleuse ; peu à peu les grains de calcium entrent dans une combinaison, mal définie chimiquement, avec l'albumine de la trame fondamentale. Ils disparaissent pour former une substance osseuse dure dans laquelle toute trace de granulation fait défaut (1).

2° **Répartition de la chaux dans les différents tissus.** — La richesse totale de l'organisme animal en substance minérale peut être évaluée à 4,7 $^o/_o$ (2) ; le corps d'un individu de 60 kilos renferme donc environ 2k820 de cendres, dont 2k350 pour le squelette et 0k470 pour le reste de l'organisme. Le squelette à l'état frais renferme 34 $^o/_o$ de cendres ; les autres tissus en contiennent 0,7 à 1,5 $^o/_o$. Les phosphates alcalins et terreux représentent la majeure partie des cendres ; car le squelette, qui renferme les 5/6 de la totalité des cendres, contient 99 $^o/_o$ de la totalité de la chaux et 70 $^o/_o$ de la totalité de la magnésie (3). Toutes les parties

1. Chantemesse, *loc. cit.*, p. 321.
2. Volkmann, Berich. d. sæchs. Ges. d. Wiss. 1874, p. 202.
3. Heiss, Zeitschr. f. *Biol.*, Bd. 12, p. 151.

molles de l'organisme ne renferment ensemble qu'une
quantité très minime de chaux, 1 $^o/_o$ de la chaux totale,
mais leur teneur en magnésie est relativement plus
considérable. L'organisme renferme environ 40 fois
plus de chaux que de magnésie ; aussi, les muscles et
le cerveau exceptés, la chaux se rencontre-t-elle partout ailleurs en quantité plus considérable que la magnésie.

a. *Squelette.* — Les os contiennent en moyenne 20 $^o/_o$
de CaO par rapport au poids de l'os frais. Le squelette
d'un adulte de 60 kilos, pesant environ 7 kilos, contiendra donc 1 k 400 de CaO, dont la plus grande partie est
unie à l'acide phosphorique ; 30 grammes sont unis à
l'acide carbonique ; l'ensemble des chlorures, fluorures et sulfates de chaux ne dépasse pas 5 grammes
pour tout le squelette. La chaux du squelette est très
variable ; elle peut même varier au point de modifier
très sensiblement la densité du corps entier (1). Un
adulte peut perdre le 1/3 de sa chaux squelettique,
soit 0 k 466 de CaO ou 0 k 860 de phosphate de chaux,
sans qu'il s'en doute et sans que le volume des os soit
changé. Nous reviendrons, à propos de la décalcification, sur le rôle de dépôt de réserve pour la chaux que
joue le squelette vis-à-vis de l'organisme.

b. *Autres tissus.* — L'ensemble des tissus mous et
liquides contient 0 k 470 de cendres, dont seulement
0 k 015 de CaO, qui se répartissent de la façon suivante
(nos analyses portent sur un sujet normal, âgé de

---

1. Ferrier, *Arch. gén. de méd.*, 1905, T. I.

35 ans, pesant 62 kilos, mort de broncho-pneumonie) :

Organes	Poids approx.	CaO %	CaO	total
Muscles	28 kil.	0 gr. 015 %		4 gr. 500
Sang (1)		0 034		
Foie (2)	1 k 200	0 012	0	144
Reins	0 k 150	0 030	0	045
Cœur	0 k 300	0 035	0	105
Rate	0 k 170	0 040	0	068
Graisse	8 k	0 0005	0	040
Poumon (3)	1 k 300	0 045	0	585
Aorte	1 k 180	0 150	0	270
Cerveau	1 k 200	0 003	0	036
Tendons		0 090		
Peau		0 028		

Nous avons fait plusieurs analyses d'organes chez des vieillards, nous avons trouvé les mêmes pourcentages que chez l'adulte ; en particulier, pour le sang,

---

1. La répartition de la chaux dans le sang varie entre 30 et 70 mmgr. pour mille ; le plasma est plus riche en CaO que les globules (ALOY, de Toulouse); A. GAUTIER signale le contraire. Dans le sang de lapin, nous avons trouvé 48 mmgr de chaux pour mille, se répartissant ainsi : 10 mmgr. pour le caillot (fibrine et globules), 38 mmgr. pour le sérum. Les 5/6 de la chaux du sang sont organiques, c'est-à-dire non décelables par les réactifs habituels du Ca, 1/6 est minéral, cette fraction peut à la rigueur varier avec l'absorption et la désassimilation, mais la totalité de cette chaux minérale ne dépasse pas 0 gr. 50 pour tout le corps.

2. Dans le foie, la teneur en chaux peut varier de 3 à 36 mmgr. o/o (GAUTIER) ; nous avons trouvé sur 3 sujets différents 13, 19, 12 mmgr. o/o.

3. Le cartilage des bronches et bronchioles peut faire varier dans de grandes proportions la richesse en CaO. On peut aussi trouver des chiffres beaucoup trop forts en tombant sur des régions où il y a de petits tubercules calcifiés.

nous avons obtenu des chiffres très constants. Le taux de la chaux a été plus élevé dans certains organes : chez Urb..., mort à l'âge de 86 ans de cachexie sénile, l'aorte, sans plaques d'athérome, contenait $0\,gr.312\ ^o/_o$ de CaO, les deux reins renfermaient $0\,gr.090$ de CaO, soit $0\,gr.075\ ^o/_o$. Le cœur, du poids de 445 gr., contenait $0\,gr.116$ de CaO, soit $0\,gr.37\,^o/_o$.

Chez Rib..., qui a succombé à l'âge de 90 ans, à la suite d'une apoplexie, les deux reins, du poids de 165 gr., contenaient $0\,gr.323$ de CaO, soit $0\,gr.20\ ^o/_o$; le cœur, pesant 290 gr., contenait $0\,gr\,105$ de CaO, soit $0\,gr\,036\ ^o/_o$; l'aorte avait une teneur de $0\,gr\,436\ ^o/_o$ de CaO.

Chez Quel..., morte à 82 ans d'un néoplasme de l'intestin, l'aorte athéromateuse contenait, en dehors des plaques visibles d'athérome, $1\,gr\,730\ ^o/_o$ de chaux.

Ainsi l'organisme, sans le squelette, contient peu de chaux, et cette quantité ne subit pas de grandes variations : malgré l'âge et la sclérose, les milieux conservent sensiblement la même teneur en chaux. Il n'y a d'exception que pour les artères qui fixent la chaux et pour les organes dans lesquels les artères entrent pour une large part : reins, cœur, foie, poumon. Le cœur d'un artérioscléreux est plus riche en chaux que le cœur normal ; mais la surcalcification du cœur est due moins à la calcification du parenchyme de cet organe qu'à la calcification des artères qui l'irriguent. Nous avons constaté que le cœur scléreux n'est guère plus riche en chaux que le cœur normal, quand on a soin d'analyser seulement le muscle et si on le débarrasse totalement des valvules scléreuses, des artères coronaires et de la portion initiale ou finale des gros vaisseaux.

Pas plus dans les artères que dans les autres tissus il ne peut y avoir de vraie accumulation de chaux sans précipitation, ni de précipitation sans lésion préalable ; dès que la quantité de chaux dépasse le taux normal, il ne se fait pas de surcalcification générale ; la chaux s'élimine, elle ne donne pas lieu à une longue accumulation prête à faire un jour des grands ravages, comme un ressort qui est sans cesse remonté et qui déclanche brusquement quand il est tendu à fond.

CHAPITRE II

INGESTION DE LA CHAUX

1⁰ **Aliments**. — Aucun aliment n'est totalement dépourvu de chaux, mais les proportions y sont très variables. En règle générale, ce sont les végétaux qui en contiennent le plus : toute la chaux alimentaire vient du sol. Le végétal l'y puise et lui donne une forme organique ; l'animal quel qu'il soit, herbivore ou carnivore, se nourrit en définitive du végétal, mais il peut aussi ingérer directement la chaux sous forme minérale. Dans le tableau suivant nous indiquons les quantités de chaux contenues dans 100 grammes des divers aliments.

On remarquera que, dans les végétaux, la chaux constitue en moyenne la dixième partie de la totalité des sels, alors que dans le régime carné, elle est 50 à 100 fois moins abondante que les autres sels.

Tableau indiquant la teneur en chaux des principaux aliments. (D'après MOLESCHOTT, BUNGE, MUNK et EWALD, A. GAUTIER, KŒNIG).

Aliments	Mat. sal.	Chaux	Aliments	Mat. sal.	Chaux
Froment	1,60	0,050	Cerises	0,66	0,050
Riz	0,68	0,027	Fraises	0,76	0,120
Maïs	1,10	0,024	Groseilles	0,50	0,061
Manioc	1,05	0,018	Jaune d'œuf	1,01	0,131
Far. de from.	0,48	0,016	Blanc d'œuf	0,60	0,016
Far. d'avoine	2,12	0,084	Viande en gén.	1,30	0,010
Far. d'orge	0,58	0,016	Bœuf	1,50	0,009
Pain	1,09	0,060	Veau	1,30	0,019
Haricots	2,37	0,236	Porc	1,00	0,040
Lentilles	1,66	0,104	Poiss. de mer	1,50	0,045
Fèves	2,53	0,153	Poiss. de riv.	1,10	0,700
Pois secs	2,37	0,130	Lait de femme	2,40	0,243
Pom. de terre	1,02	0,026			[à 3,40
Carotte	1,39	0,150	— de vache	6.92	1,500
Choux	1,70	0,250			[à 1,700
Laitue	1,03	0,121	— de chèvre	0,80	2,000
Epinards	2,09	0,245	— d'ânesse	4,20	1,500
Romaine	1,00	0,120	— de brebis	9,80	3,000
Châtaignes	1,52	0,118	— de jument	6,70	0,600
Pommes	0,36	0,015	— chamelle	10,20	1,500
Poires	0,35	0,019	— chienne	11,70	4,200
Prunes	0,48	0,023			

Comme les aliments sont ingérés en quantité fort variable suivant leur valeur nutritive, leur teneur en chaux sera *relativement* d'autant plus forte, que leur valeur alimentaire est plus faible : c'est ainsi que la viande de porc avec 0 gr. 040 °/$_0$ de chaux possède une quantité *absolue* de chaux plus considérable que les pommes de terre qui n'en contiennent que 0gr.026°/$_0$; mais comme il faut absorber 4 fois plus de pommes de terre que de porc pour avoir le même nombre de calories, et 16 fois plus pour avoir la même quantité d'albumine, on ne doutera pas que les pommes de terre sont *relativement* plus calcifiées que la viande de porc. Il en est à peu près de même pour tous les végétaux ; leur richesse absolue et relative en chaux l'emporte donc sensiblement sur le régime carné.

Pour qu'on puisse mieux se rendre compte des quantités de chaux ingérées suivant les aliments, nous donnons dans le tableau suivant la composition calcique d'un régime qui peut servir de type moyen, sans compter la minéralisation de l'eau potable.

Quantité de chaux contenue dans un régime moyen :

Aliments	Quantité	Mat. minér.	Chaux (CaO)
Pain	500 gr.	5 gr. 45	0 gr. 300
Viande	280 gr.	4 gr. 20	0 gr. 025
Lait	250 gr.	1 gr. 73	0 gr. 400
Œuf	35 gr.	0 gr. 23	0 gr. 017
Légumes verts	300 gr.	4 gr. 33	0 gr. 537
Fruits	300 gr.	1 gr. 47	0 gr. 061
Pommes de terre	200 gr.	2 gr. 05	0 gr. 052
Légumes secs	30 gr.	1 gr. 00	0 gr. 066
	1895 gr.	20 gr. 46	1 gr. 485

Le régime lacté à raison de 4 litres par jour amènerait à l'organisme 6 gr. 400 de CaO, tandis que le régime carné exclusif additionné de graisse, ne fournit que 0 gr. 090 à 0 gr. 150 de chaux, c'est-à-dire moins que 2 milligrammes par kilo-24 heures, quantité certainement au-dessous de la ration minima indispensable pour remplacer la chaux de la désassimilation. On ne saurait comparer le régime carné exclusif de l'homme au régime des animaux carnassiers, lesquels en ingérant tout le squelette de leurs victimes, ce qui arrive quelquefois, se procurent 1 gr. de CaO par kilo-24 heures, c'est-à-dire 100 fois plus que la ration indispensable : en ne dévorant que les petits os et les épiphyses, ce qui arrive le plus souvent, le carnassier se paye encore le luxe de 0gr 100 de CaO par kilo-24 heures, c'est-à-dire trois fois plus que les herbivores qui sont réputés de grands mangeurs de chaux.

Quand un régime est varié, il fournira toujours la ration de chaux indispensable, mais l'adolescent qui ne fera pas grand usage de lait, devra souvent trouver dans la boisson la chaux qui lui manque.

2° **Boisson.** — Nous indiquons dans un premier tableau la teneur en chaux des principales boissons fermentées : à cause de la différence qui existe dans l'origine des produits et dans leur fabrication, ces liquides sont loin d'avoir une composition constante.

Tableau indiquant la richesse en chaux, exprimée en grammes par litre, des principales boissons fermentées. (D'après GIRARD, KŒNIG, ROQUES, BEHREND).

Boissons	Cendres	Chaux (CaO)
Vin de Bourgogne	1,80 à 1,90	0,080 à 0,150
" Bordeaux	2,30 à 2,40	0,120 à 0,180
" Narbonne	3,20	0,180 à 0,200
" d'Algérie	2,60	0,150 à 0,200
" d'Italie	1,20	0,010 à 0,050
Bière de Bohème	1,20 à 1,90	0,080 à 0,100
" Tourtel		
" Porter	3,50	0,200
" Strasbourg		
" Munich	7,00	0,320
Cidre	2,50	0,150
Poiré	4,30	0,180

L'*eau* a une importance plus considérable que les liquides précédents dans l'apport de la chaux ; car elle n'intervient pas seulement dans la boisson, mais encore dans les préparations culinaires et dans la fabrication du pain. De plus, il arrive souvent que dans les pays où l'eau est calcaire, le sol l'est également et fournit aux légumes et aux céréales une forte minéralisation. Ceci a moins d'importance dans les villes qui sont bien approvisionnées de végétaux venant des sols variés ; mais que de montagnards vivant sur des terres granitiques et ne buvant que des eaux déminéralisées, sont rachitiques et goîtreux. Ils ne reçoivent pas d'aliments exogènes ; leur nourriture est composée de pommes de terre, de légumes et de céréales auxquels le sol siliceux - n'apporte pas la chaux indispensable. Les eaux de boisson doivent être légèrement salines et calcaires. Si l'on examine les eaux considérées comme bonnes par les populations, on remarque qu'elles doivent leur réputation séculaire aux terrains crétacés et jurassiques d'où elles sortent : elles contiennent 0 gr. 100 à 0 gr. 300 de bicarbonate calcique avec quelques autres sels.

CHAUX contenue dans 1000 grammes de quelques eaux (D'après A. GAUTIER, ROUSSET, Ch. Ste Cl. DEVILLE).

Eaux	Minér. tot.	Carb. de ch.	Sulf. de ch.
St-Martial granitique	0 g. 024	0 g. 0002	0 g. 0013
Chalet du compas granit.	0 019	0 012	"
Font-Froide jurass.	0 214	0 088	0 036
Marly-les-Valenc. craie	0 349	0 254	0 004
St-Clément pliocène	0 346	0 275	0 012
Loire, av. Orléans	0 134	0 048	"
Garonne, av. Toulouse	0 136	0 064	"
Rhône, à Genève	0 182	0 078	0 046
Seine, à Bercy	0 254	0 166	0 027
Rhin, à Strasbourg	0 232	0 136	0 014
Danube, av. Vienne	0 141	0 086	"
Doubs	0 230	0 190	"
Marne	0 510	0 301	0 022

Nous n'insistons pas sur les eaux minérales, elles peuvent contenir de fortes quantités de bicarbonate de chaux dissoutes grâce à un excès de CO_2 ; l'eau de Vichy en contient 0 gr. 434 pour mille ; Chateldon, 1,427 ;

Condillac, 1,359 ; Pougues, 2 gr.; Saint-Alban, 0,947 ; Saint-Galmier, 2 grammes. Le sulfate de chaux peut s'y trouver en fortes proportions : Montmirail, 1 gr. ; Bourbonne, 1,4 ; Bagnères de Bigorre, 1,80 ; Brides, 2,350 ; Capvern, 1,124 ; Contrexéville 1,56 ; Martigny Vosges, 1,424 ; Saint-Amand, 0,612 ; Saint-Gervais, 1 gr.; Ussat, 0,19 ; Vittel, 0,59 et 1,618.

Les eaux minérales sont en général impropres à remplacer complètement l'eau alimentaire. Lorsqu'une eau contient beaucoup de carbonate de chaux, elle est peu agréable à boire, à moins qu'elle soit très chargée en CO_2 ; grâce à l'acide carbonique une eau surcalcaire n'est plus indigeste. Toute cause qui favorise le départ de l'acide carbonique, rend cette eau incrustante et impropre à la cuisson des légumes. Le sulfate de chaux dans une eau potable peut varier de 3 à 30 mmgr. ; un excès de ce sel rend l'eau douceâtre, séléniteuse, dure, impropre à la boisson, aux usages culinaire et domestique. De plus cette eau, au contact prolongé du ligneux, donne des sulfures, les matières organiques du bois réduisant les sulfates. F. de Chaumont s'est assuré que la plupart des individus perçoivent la saveur du carbonate de chaux à la dose de 0 gr. 170 pour mille, du sulfate à 0,036 ; mais l'idéal d'une eau n'est pas d'être fade et sans saveur ; toute bonne eau a une saveur spéciale et c'est le propre des sels calciques additionnés d'autres substances de donner à l'eau non seulement une saveur agréable, mais encore de lui donner la valeur d'un aliment. Il est à remarquer que le sulfate de chaux, loin de fournir de la chaux, en entraîne et se comporte comme un décalcifiant. Nous aurons l'occasion de prouver que le $CaCl^2$ se conduit de même (1).

CHAPITRE III

ABSORPTION DE LA CHAUX

Nous distinguerons l'absorption de l'assimiliation ; l'absorption de la chaux consiste simplement dans le passage de cette substance dans le milieu intérieur, et non dans la participation de la chaux à la constitution des tissus vivants. La quantité de chaux absorbée est inférieure à la quantité ingérée et supérieure à la quantité assimilée. L'absorption se fait sous trois états : ou bien les sels de chaux sont nettement *minéraux*, comme cela arrive pour tous les sels de l'eau potable et pour une partie des sels contenus dans les aliments ; ou bien ils sont nettement *organiques* et se trouvent à l'état latent dans les tissus des plantes et des animaux ; ou bien la chaux est *semi-organique* : tantôt elle est faiblement unie à la matière organique, dissociable par les acides faibles et dialysable, tantôt elle est unie aux acides organiques. Vis-à-vis du suc gastrique cette dernière se comporte comme la chaux nettement mi-

---

1. Ce terme de décalcifiant ne doit pas nous induire en erreur, car la décalcification porte sur le squelette et la chaux mise brusquement en liberté peut calcifier les tissus dégénérés. La plupart des calcifications locales s'accompagnent de décalcification squelettique (artériosclérose, sénilité). — Les eaux sulfatées calciques sont encore courues par beaucoup d'artérioscléreux qui risquent d'y trouver une aggravation de leur état (Vittel, Contrexéville, Wildungen, Bagnères de Bigorre).

nérale : elle est prise par endosmose et directement déversée dans le torrent sanguin ; plus tard, vis-à-vis de la cellule vivante, la chaux semi-organique se comportera autrement que la chaux minérale : elle sera plus facilement assimilée. Quant à la chaux *nettement organique*, non décelable par les réactifs, tout fait supposer que les combinaisons de la matière protéique avec la chaux, aussi bien qu'avec le Fe, le P, le S, sont détruites par la peptonisation : " la matière albuminoïde " passerait dans le milieu intérieur sous forme de sé- " rine ; quand cette substance se transforme pour de- " venir une autre albumine : musculine, osséine, nu- " cléine, hémoglobine, chacune de ces substances se " complète en prenant, dans le sérum sanguin, les ma- " tières salines qui lui sont nécessaires et qu'elle doit " y trouver plus souvent à l'état libre de simple disso- " lution (1) „. Sur les 2 gr. de chaux que prend journellement un adulte avec un régime moyen, boisson comprise, il y a environ 50 mmgr. seulement de chaux organique et latente (2) ; la chaux minérale est d'environ 0 gr. 300 ; le reste est pris sous forme semi-organique, principalement à l'état de composés phosphatés organiques tels que les céréalo-phosphates de GILBERT et POSTERNAK.

Les phosphates de chaux ne sont solubles qu'en présence d'acides ou de sels acides ; les sels calciques des aliments ne peuvent donc se dissoudre que dans l'es-

---

1. MAUREL, Tr. de l'Alim. 1900. I - p. 337.

2. En effet la ration de l'adulte comprend en moyenne 100 à 150 gr. d'albumine, or de nos analyses sur différents tissus, il résulte que 100 gr. d'albumine débarrassés des sels dialysables contiennent encore 0 gr. 040 de CaO.

tomac ainsi que dans l'intestin grêle, aussi loin que la réaction acide persiste dans ce dernier. La durée du séjour des ingesta dans l'estomac et dans l'intestin grêle est toujours assez longue ; aussi les auteurs les plus célèbres ont-ils remarqué avec assez d'étonnement que l'absorption des sels calciques est relativement faible, attendu que l'élimination par l'urine est toujours bien inférieure à l'élimination par les feces (1). D'après NEUBAUER, la chaux ingérée est faiblement absorbée et ne passe pas dans l'urine (2). PACQUELIN et JOLLY sont du même avis (3); ils pensent que le phosphate urinaire prend seulement naissance dans la vessie par échange entre les phosphates et quelques sels de chaux. VOIT admet que la majeure partie du Ca contenu dans les matières fécales provient de la chaux non absorbée et contenue dans les résidus alimentaires (4); mais TEREG et ARNOLD ont montré que la chaux administrée sous forme d'injections sous-cutanées ne s'éliminait qu'en partie par les urines, la majeure partie étant éliminée par les feces (5). Les recherches plus étendues de FORSTER et BYL (6) ont prouvé le même fait. Il en résulte donc que la quantité de chaux absorbée est bien plus considérable que ne l'ont cru les premiers auteurs ; mais à cause de ce mélange, dans les feces, du Ca éliminé par la muqueuse intestinale et du Ca non absorbé, la quan-

---

1. PERL, Virchow's Arch. Bd. 74. p. 54.
2. NEUBAUER, J. f. pr. Chem. 67 p. 65 et 7 Aufl. p. 153.
3. PACQUELIN et JOLLY, France méd. 1876.
4. VOIT, ZEITSCH. f. Biol. Bd. 29, p, 125.
5. TEREG et ARNOLD, Pflug. Arch. Bd. 32, p. 122.
6. FORSTER, Arch. f. hyg. Bd. 2, p. 385.

tité absorbée n'est pas très bien connue et il est assez difficile de la définir pour les différentes formes de chaux.

Au cours d'une série d'expériences que nous avons faites sur nous-même, pour étudier l'influence des acides et des alcalins sur l'élimination du Ca, nous nous sommes mis pendant 15 jours à un régime constant, formé uniquement de lait, d'un pain spécial, d'œufs et d'eau et comprenant tous les jours 4 gr. 680 de CaO; nous avons dosé pendant la même période toute la chaux éliminée par les urines et les feces.

Variations de la rétention calcique avec un régime constant

Dates	CaO ingér.	CaO urin.	CaO féc.	CaO retenu.
28 févr. et avant	1 gr. 500	0 gr. 300	1 gr. 200	0
1 mars	4 gr. 680	0 gr. 295	1 gr. 038	+ 3 gr. 352
2 mars	4 gr. 680	0 gr. 376	2 gr. 652	+ 1 gr. 659
3 "	"	0 gr. 314	3 gr. 338	+ 1 gr. 033
4 "	"	0 gr. 290	4 gr. 210	+ 0 gr. 389
5 "	"	0 gr. 310	4 gr. 431	-- 0 gr. 061
6 "	"	0 gr. 295	4 gr. 515	— 0 gr. 130
7 "	"	0 gr. 302	4 gr. 298	+ 0 gr. 080

Comme la quantité : 4 gr. 680 de CaO, est triple de celle que nous avions l'habitude de prendre avant les expériences, l'organisme n'a réalisé que le 5ᵉ jour l'équilibre entre la chaux ingérée et la chaux éliminée ; ces deux quantités sont alors approximativement égales comme cela doit exister chez un individu ayant achevé sa croissance. Les chiffres des 5 premiers jours nous montrent que :

1° Ainsi que l'ont dit Neubauer et Riesell (1), une forte ingestion de chaux n'augmente pas la chaux urinaire : en effet cette quantité reste toujours voisine de 0 gr. 300.

2° La chaux fécale n'est pas du tout parallèle à la chaux ingérée, l'écart entre 4,680 et 1,038 (1er mars) nous prouve que la différence au moins entre 4,680 et 1,038 a été absorbée : en effet, si la chaux fécale représentait, comme le pense F-R. Voit, surtout le Ca non absorbé et non le Ca éliminé par la muqueuse intestinale, on devrait trouver dans les feces à peu près autant de chaux que dans l'ingestion, ainsi que cela se passe pour les matières inertes. Comme les 1,038 de CaO représentent eux-mêmes un mélange de chaux non absorbée et de chaux éliminée, il s'en suit que la chaux absorbée est encore plus grande que la différence entre 4,680 et 1, 038. (Nous ne parlons pas de la chaux urinaire qui a dù être absorbée de toute évidence).

L'équilibre établi, on ne peut plus se rendre compte de la différence entre la chaux non absorbée et la chaux éliminée, comme un heureux hasard nous a a permis de le faire au début de l'expérience. Même en admettant que les 1,038 de CaO du 1er mars ne contiennent que très peu de chaux éliminée, l'expérience prouve cependant que 76 $^o/_o$ de la chaux ingérée ont été absorbés et ce chiffre est certainement au-dessous de la vérité. Quand il s'agira de l'assimilation, la réponse sera moins catégorique : cette question est

---

1. Riesell, Hoppe Seyler's Unters. 1869. III.

plus rebelle à nos moyens de recherches et il est plus difficile de la maîtriser avec des chiffres.

CHAPITRE IV

ASSIMILATION DE LA CHAUX

Le sel de chaux une fois asorbé est déversé dans le sang, ce milieu hétérogène qui baigne tous les tissus. C'est alors que la cellule vivante intervient et s'empare de la quantité de chaux qui lui convient. Le mécanisme par lequel la cellule s'accroît, tant en chaux qu'en tous les produits spécifiques qui lui sont nécessaires, n'est pas une simple intussusception ni un vulgaire accroissement comparable à celui d'un cristal plongé dans une solution saturée. Les substances alimentaires les plus disparates, les sels les plus divers pénètrent dans l'organisme, et au milieu de ce chaos, la cellule, en véritable entité intelligente, transforme les produits qui lui conviennent en espèces chimiques plus complexes et souvent très éloignées de celles qu'avaient fournies les aliments : c'est en cela que consiste l'assimilation. Le mécanisme de l'assimilation est encore un mystère (1) : il constitue en effet l'essence même de la vie ; c'est parce que la cellule s'assimile qu'elle vit et qu'elle est différente de la matière minérale non organisée. La faculté que possèdent les cellules de choisir, de transformer et de s'assimiler est en partie la conséquence de la complexité de leur composition ; en

----

1. A. GAUTIER. Chimie de la cell. viv. Masson-Paris.

effet, la matière albuminoïde qui la constitue est la plus compliquée des matières organiques connues, celle dont le poids moléculaire est le plus élevé et dont les éléments sont les plus nombreux.

Quoique l'assimilation des sels soit infiniment plus simple que celle des matières végétales. ou autres destinées à devenir des albuminoïdes animales, elle est cependant soumise au bon vouloir de la cellule et échappe à notre investigation.

A présent, si nous envisageons non seulement pourquoi chaque cellule s'empare de la quantité de Ca nécessaire à sa composition, mais encore pourquoi et comment elle concourt à la vie génerale des autres cellules, amasse de la chaux pour les tissus osseux et dose cette quantité suivant les besoins et l'âge du sujet, nous sommes dans la partie la plus mystérieuse du problème. Car si un phénomène est mystérieux pour nous, c'est bien l'organisation, c'est-à-dire l'association d'éléments les plus disparates, de cellules, de tissus, de liquides et de solides dans un but commun, un plan bien défini : la vie de l'être tout entier.

Nous ne dirons donc ni comment ni pourquoi la chaux est assimilée ; nous nous contenterons d'établir ce qui existe. Nous verrons dans la IIIe partie de ce travail si cette importante fonction de l'assimilation de la chaux peut subir des variations dans un sens ou dans l'autre, c'est-à-dire s'il peut y avoir calcification ou décalcification de l'organisme, en même temps que nous examinerons sous quelles influences ces modifications pourraient avoir lieu.

Par l'assimilation, la chaux entre dans *les combinaisons organiques* de la matière albuminoïde (cette quantité est assez faible, elle ne dépasse pas 0 mmgr. 6 par kilo–24 heures), ou bien elle remplace la chaux de désassimilation de l'os, ou bien, pendant la croissance, elle constitue le tissu osseux : elle forme alors des combinaisons avec les cellules cartilagineuses ou conjonctives en train de subir la dégénérescence hyaline. Le protoplasme exige une quantité de chaux variable pour les différents animaux, mais fixe pour un même animal : c'est ce que GAUBE, du GERS, appelle l'aptitude minérale innée (1). Cette assimilation sera régulière à moins qu'une déviation ou une perversion de la nutrition n'intervienne sous l'influence d'une cause pathologique connue : rachitisme, tuberculose, ostéomalacie, syphilis etc., mais par un processus qui nous échappe: influence nerveuse ou humorale ? Un rachitique absorbe bien la chaux : il peut en absorber plus qu'un individu normal, mais il ne l'assimile pas : le fait existe, l'explication manque.

A l'état normal, la chaux ingérée est facilement assimilée : l'assimilation dépend dans une certaine mesure de la forme sous laquelle la chaux est donnée. En règle générale les substances minérales ne sont assimilées, que lorsqu'elles ont préalablement passé par ce que BOUSSINGAULT nomme le "creuset végétal". En ce qui concerne la chaux, les travaux sont encore peu nombreux, mais si l'on envisage ce qui se passe pour les phosphates, on voit que cette question a solli-

---

1. GAUBE. Minéralogie biol. Maloine-Paris.

cité l'attention de beaucoup de chercheurs ; elle est à l'ordre du jour ; le sujet n'en reste pas moins obscur et les opinions en plus d'un point sont contradictoires. L'accord semble fait sur ce point que les phosphates minéraux ne sont pas assimilés (1) ; et la théorie confirme des faits déjà anciens : il est bien établi, par exemple, qu'en nourrissant une vache avec l'herbe d'un certain pré, et en ajoutant à cet aliment du phosphate de chaux, le lait n'en contiendra pas plus de phosphore, celui-ci s'en allant aux urines et aux feces ; si au contraire, on répand le phosphate de chaux sur le même pré à titre d'engrais, l'animal qui en mangera l'herbe aura un lait riche en phosphates (2). Il serait intéressant de savoir si la chaux se comporte de même : nous pensons qu'il faut faire une distinction suivant que la chaux est destinée à devenir nettement organique dans la matière albuminoïde, ou à faire partie du tissu osseux.

a). La substance protéique n'exige que 0 mmgr. 6 de

---

1. L. Garnier.

2 Ceci est bien conu de ceux qui s'occupent de zootechnie : voici ce que dit le Pr. Sausson : « Lorsque nous voulons en zootechnie, activer le développement du squelette pour fabriquer des animaux précoces, atteignant leur état adulte et leur plus fort poids en moins de temps, ce n'est point aux préparations pharmaceutiques que nous avons recours pour augmenter, dans leur ration alimentaire, la proportion des éléments du phosphate de chaux nécessaire, l'expérience nous ayant démontré que ce serait en vain ; nous demandons le surplus d'acide phosphorique assimilable d'abord à un allaitement plus abondant et de meilleure qualité, puis aux jeunes pousses des graminées des prairies, puis enfin à l'addition d'une quantité suffisante de semences de céréales, légumineuses, oléagineuses ». (Gaz. hebd., 1874, page 241).

chaux par kilo-24 heures, or rien ne nous permet de supposer que la chaux, avec son poids moléculaire assez fort, entre plus facilement dans la combinaison albuminoïde que le P, le Fe, le S pour lesquels le creuset végétal est obligatoire. Plus un composé organique est hautement différencié, plus il est exigeant vis-à-vis de ses composants, lesquels doivent avoir subi une orientation organique préalable d'autant plus spécialisée, qu'ils entrent dans le composé sous un plus petit nombre d'atomes. La chaux, destinée au remplacement de celle qui est mise en liberté par la destruction de la matière albuminoïde, doit donc être organique, végétale ou animale. Il est vrai que cette quantité est très faible, puisqu'elle ne dépasse pas 0 gr. 040 pour un adulte de 60 kilos ; il serait très difficile de prouver expérimentalement que la forme organique n'est pas indispensable pour ces 0 gr. 040 de CaO ; car il est à peu près impossible de trouver dans la pratique un régime complet, suffisant à tous les besoins d'un organisme de 60 kilos, et ne contenant pas au moins 0 gr. 040 de chaux organique. Cette question est donc purement théorique, et sa vérification pratique n'est pas indispensable.

b). La chaux bien plus abondante destinée à la *construction et à l'entretien du squelette* ne fera pas partie d'une composition très différenciée, puisqu'elle s'établira surtout à l'état de phosphates, de carbonates, et un peu à l'état de sulfates, de chlorures et de fluorures, tous ces sels étant faiblement unis à la matière organique.

Contrairement à ce qui se passe pour les autres

substances minérales, cette chaux est très bien assimilée à l'état minéral : c'est surtout dans l'eau de boisson que la chaux est prise à l'état minéral, et la preuve de son assimilation est fournie par l'expérience suivante due à BOUSSINGAULT (1) : l'auteur a pris trois jeunes porc de même portée et à peu près du même poids ; il en sacrifie deux et dose la chaux de leurs os. Le troisième est nourri pendant 93 jours avec des pommes de terre dont on a dosé la chaux, laquelle s'élève à 98 grammes. Or les os de l'animal qui est alors tué, contiennent 140 grammes de chaux de plus que le squelette des deux porcelets pris comme termes de comparaison. Il a donc fallu que l'animal trouve dans l'eau de boisson au moins (2) 42 gr. de chaux. Cette eau a été analysée et la totalité de sa chaux s'élevait pour la durée de l'expérience à 180 grammes. L'excès a été trouvé dans les urines et les matières fécales de l'animal.

Plusieurs observations de FERRIER (Thèse de Paris), concernant des personnes qui avaient un squelette tellement décalcifié que la densité du corps s'en ressentait, montrent que ces sujets ont réussi à récupérer leur chaux par un supplément purement minéral de chaux, soit sous forme de carbonate ou de phosphate de chaux, soit sous forme d'eau minérale contenant 1 gr. 20 de bicarbonate de chaux par litre.

---

1. C-R. de l'Ac. d. Sc. T. 24 p. 486 et T. 22 p. 356.

2. Comme les 98 gr. de chaux de mat. solides n'ont certainement pas été assimilés en totalité, à cause du déchet obligatoire, il faut admettre que la quantité de chaux assimilée et venant de la boisson est plus considérable que 42 gr.

Quoique bien assimilée, la chaux minérale ne l'est cependant pas aussi facilement que la chaux organique ; même parmi les différentes formes de chaux organique, celles qui se rapprochent le plus de leur destination future, sont le mieux assimilées. C'est ainsi que l'intestin de l'enfant absorbe mieux la chaux du lait maternel que celle du lait de vache (1). L'enfant, nourri au lait de vache, reçoit 5 fois plus de chaux que le nourrisson allaité par sa mère ; cependant les troubles de calcification, rachitisme, peu de résistance des os aux infections tuberculeuses ou autres, sont bien plus fréquentes chez le premier que chez le second. Il est vrai qu'à côté de la quantité de chaux introduite, il y a le facteur : troubles digestifs, lesquels à cause de la production d'acides dans l'intestin, retentissent toujours d'une façon très fâcheuse sur l'assimilation de la chaux.

Comment se fait-il que la chaux désassimilée et circulant dans le plasma, n'est plus reprise, et sur quels caractères se base sur la cellule vivante pour faire une sélection entre divers sels qui ne présentent pas de différence chimique ? Ces sels ont sans doute un caractère spécial, chimique, électrique ou morphologique, que nous ne soupçonnons pas.

La *désassimilation* de la chaux n'est pas très considérable, comparativement au rang que celle-ci occupe dans l'organisme. D'après les calculs que nous ferons à propos de la ration de chaux, la quantité de chaux désassimilée est de Ommgr. 6 pour les tissus mous et

1. Munk et Ewald, Alimentation, p. 96.

de 6 mmgr. pour le squelette, par kilo-24 heures. La totalité de la désassimilation n'est donc que de 0 gr. 462 pour un adulte de 70 kilos dont le corps contient 1 kg 400 de CaO. En prenant pour terme de comparai·son la désassimilation du fer, et en notant qu'elle est de 0 gr. 080 (1), pour le même adulte dont le corps ne contient que 7 grammes de fer (2), on jugera que l'organisme désassimile relativement 34 fois moins de chaux que de fer. Ce seul rapprochement suffirait pour nous rendre compte de l'importance relative de ces deux substances, l'une ayant une valeur de constitution, l'autre de fonction.

CHAPITRE V

QUANTITÉ DE CHAUX NÉCESSAIRE

La chaux est nécessaire pour la construction et l'entretien du squelette et des autres tissus. Les besoins sont donc fort variables, suivant qu'on envisage l'organisme en état de croissance ou l'être adulte.

1° **Ration de chaux pendant la croissance.** — Jusqu'à l'âge de 20 ans, l'homme construit son squelette : il amasse 1 kg 400 de CaO pour ses os et environ 15 grammes pour les autres tissus : ce qui fait une moyenne de 0 gr. 194 par jour pendant 20 ans. Cette chaux doit nécessairement être ingérée, et comme la chaux ingérée n'est pas entièrement absorbée et que la

---

1. Boussingault, C. R., Ac. d. Sc., 1353, T. 64.
2. Roger, Alim. et Digest. (Mass. Paris), p. 66.

chaux absorbée n'est pas toute assimilée, on voit que l'ingestion doit se faire avec surabondance. La moyenne générale de 0 gr. 194 est plus forte dans les premières années de la vie où l'accroissement est plus rapide, et elle devient de plus en plus petite à mesure qu'on s'approche de l'âge adulte. Pendant sa première année, l'enfant augmente de 7 kilos : à ce poids correspondent 600 grammes de squelette ou 120 grammes de CaO : il faut donc que l'enfant trouve dans son alimentation journalière 0 gr. 340 de Cao (1).

Si l'on tient compte que le lait de femme contient par litre 0 gr. 200 à 0 gr. 340 de CaO, et que l'enfant ne prend pas en moyenne plus d'un litre de lait par jour pendant la première année, on sera assuré de ce double fait : 1° que l'enfant doit s'assimiler totalement la chaux du lait maternel; 2° que la chaux est donnée au nourrisson avec usure : pour peu que l'assimilation se fasse incomplètement ou que le lait maternel soit plus pauvre en chaux que 0 gr. 300 par litre (ce qui n'est pas rare), la calcification squelettique de l'enfant sera évidemment en souffrance. Le lait de vache est 5 fois plus riche en chaux que le lait de femme, mais l'enfant ne s'assimile pas si bien la chaux du lait de vache.

Pendant la seconde enfance et l'adolescence, le besoin de chaux peut être évalué à 0 gr. 180 par jour : si on ajoute la ration de chaux indispensable à la désassimilation, que nous verrons dans un instant être égale

---

1. Forster admet que 3 gr. 5 de phosphate de chaux se déposent chaque semaine dans l'organisme pendant la première année de la vie. Sitz-Ber. d. morph. physiol. Ges. Munch. mars 1878.

à 0 gr. 264 pour un adolescent de 40 kilos, on arrive à la somme de 0 gr. 444 de CaO rigoureusement nécessaire. En admettant que le 1/4 de la chaux ingérée échappe à l'absorption et qu'un quart de celle-ci peut encore échapper à l'assimilation, l'organisme de 40 kilos en état de croissance devra, pour s'assimiler 0 gr. 180 de CaO, en ingérer 0 gr. 264 + 0 gr. 320 == 0 gr. 584 (1)

2° **Ration de chaux chez l'adulte**. — Quand la croissance est achevée, la chaux continue à être nécessaire pour couvrir les besoins de la désassimilation. Celle-ci porte sur les tissus mous et sur le squelette : les tissus mous d'un adulte de 60 kilos perdent journellement 100 grammes d'albumine auxquels correspondent 0 gr. 040 de chaux qui font partie de la ration de chaux à raison de 0 mmgr. 6 par par kilo-24 heures. Le tissu osseux subit une destruction moins intense, mais non définie. Pour évaluer la désassimilation de la chaux, on ne peut avoir recours à la méthode du dosage des quantités éliminées pendant l'inanition, comme pour l'établissement de la ration des autres substances alimentaires; car la chaux ne se comporte pas comme les autres minéraux. Pendant l'inanition absolue, la chaux continue à être éliminée; mais, fait

---

1. Gautier (Alim. et rég. p. 400), se basant sur l'élimination urinaire et fécale trouve une ration plus élevée : 0 gr. 900. Or cette élimination augmente quand la chaux alimentaire augmente, mais elle *augmente* encore bien davantage, quand la chaux et les minéraux ingérés *diminuent*. On ne pourrait tabler sur l'élimination que lorsque l'ingestion est juste égale à la ration, ce qui supposerait le problème résolu. Si nous admettons un chiffre plus faible pour la quantité de chaux indispensable, nos arguments n'auront que plus de valeur quand nous établirons que l'adolescent peut quelquefois manquer de chaux.

étrange, l'élimination dépasse la normale : chez le jeû-
neur Cetti (1), la chaux éliminée dépassait encore au
5e jour d'un tiers l'élimination calcique d'avant le
jeûne. Cette fusion du tissu osseux peut nous induire
en erreur. D'autre part on sait, depuis les expériences
classiques de FORSTER (2), que l'inanition minérale
entraîne la mort en 26 à 30 jours, c'est-à-dire plus
rapidement que l'inanition absolue. Or un animal
privé totalement de chaux, ne présente aucun malaise
et cette exception pour la chaux est d'autant plus sur-
prenante, que la privation d'un seul élément minéral
Cl, K, Na, P, est aussi fatale que l'inanition minérale
totale. C'est que le squelette forme un vaste réservoir
de chaux qui peut en fournir pendant plus d'un an,
et sa générosité n'est limitée que par sa fragilité (3).
Nous verrons que des lapins décalcifiés, gardent pour
leurs organes un taux calcique uniforme, le squelette
seul varie dans des proportions très sensibles. Nous
posons comme principe que la ration de chaux est la
quantité minima de chaux nécessaire pour maintenir
le squelette constant. C'est cette ration que nous avons
cherchée par l'expérience suivante : nous avons pris
4 lapins de la même portée ; les nos 10, 11, 12, 13, ils
étaient adultes, c'est-à-dire qu'ils avaient un squelette
achevé. Nous avons cherché, chez les nos 12 et 13, la
limite de conservation osseuse en leur donnant pen-

---

1. Berl. kl. Wochschr. 1887, 24, p. 432.
2. Ztschr. f. Biol. T. 9, p. 297.
3. CHOSSAT, C.-R. Ac. d. Sc. T. 14, p. 151 : des pigeons nourris
sans chaux, ont résisté 14 mois ; leur squelette était réduit à l'état
de plaques poreuses très minces.

dant 5 mois un régime constant, suffisant pour tout le reste mais hypocalcifié (1). Le lapin 12 recevait par jour 39 mmgr. de chaux, c'est-à-dire 10 mmgr. par kilo-24 heures, quantité considérée jusqu'ici comme nécessaire à l'organisme (2) ; le lapin 13 ne recevait que 23 mmgr. de chaux, c'est-à-dire 6 mmgr, par kilo 24 heures. Or chez les nos 12 et 13 le squelette est resté constant, puisque le taux de la chaux n'est pas descendu au-dessous de 20 % : alors que dans d'autres expériences où nous avons réussi à faire perdre de la chaux aux animaux, ce taux est descendu à 18 % et même 17,6 %.

Lapins	Poids 25 nov.	Poids 25 avr.	Régime	Chaux ingérée	Poids du femur	Taux de CaO du femur
N° 10	3850	3840	ordin.	0 gr. 500	12 gr. 30	20 2 %
N° 11	3300	3250	id.	id.	11 gr. 90	20.01 %
N° 12	3800	3875	spécial	0 gr. 039	12 gr. 10	20.3 %
N° 13	3750	3800	id.	0 gr. 023	12 gr. 20	20.1 %

Une ration de 6 mmgr. par kilo-24 h. de chaux végégétale, c'est-à-dire très bien assimilable, a donc pu suffire pendant 5 mois. Ce chiffre pourrait être moindre encore ; pour s'en assurer, il faudrait répéter les expériences avec des quantités de chaux plus faibles et

---

1. Ce régime comprenait : 25 gr. (CaO : 8 mmgr.) ; Maïs : 50 gr. (CaO : 12 mmgr.) ; eau : 100 gr. (CaO : 1 mmgr.), plus une purée de pommes de terre et de pois secs, épuisée par de l'acide chlorhydrique et ne contenant que 2 mmgr. de CaO. A cette purée étaient ajoutés 5 gr, de graisse et 10 gr. de la solution suivante : eau, 1000 gr. ; sulfate de pot. 1 gr. ; chlorure de sod., 1 gr. ; phosphate de sod., 2 gr. ; bicarb. de sod., 8 gr. ; Chaux totale, 23 milligrammes.

2. MAUREL, Soc. de Biol., 30 avril 1904, p. 709.

pendant une durée plus longue;et pour se rendre compte de la constance squelettique, on pourrait au début de l'expérience prélever un os, le doser et comparer le chiffre au dosage final.

La chaux osseuse étant 300 fois plus considérable que la chaux combinée à la matière albuminoïde et pouvant se suffire avec 6 mmgr. de CaO par kilo-24 h, alors que la désassimilation des tissus mous exige 0 mmgr. 6 par kilo-24 h, on peut présumer que les échanges sont 30 fois plus ralentis dans les os que dans les tissus mous.

Toute surcalcification ou décalcification se porte sur le squelette ; l'organisme supporte bien un excès de chaux, puisque les animaux 10 et 11 ont gardé un squelette identique à celui des lapins 12 et 13, tout en recevant en plus une dose de chaux alimentaire capable de doubler ce squelette en 5 mois.

3° **Ration de chaux chez la femme enceinte.** — La femme doit emmagasiner pour le fœtus, pendant 9 mois, 60 gr. de CaO, c'est-à-dire 0 gr. 220 en moyenne par jour de grossesse, par conséquent moins'que l'enfant n'en prendra dans sa première année et plus qu'un adolescent en train de contruire son squelette. Cette chaux est fournie par la chaux alimentaire et, à défaut de celle-ci, par le squelette de la femme. Quoiqu'à l'état normal l'élimination urinaire de la chaux soit très constante, chez la femme enceinte elle diminue et traduit une rétention de chaux dans l'organisme. Les chiffres suivants empruntés à GAUBE, donnent la quantité de chaux éliminée par kilo-24 h. aux différentes périodes de la grossesse :

Première période (premier mois) 0 gr. 00342 au lieu de 0 gr. 0051.

Deuxième période (deuxième au quatrième mois) 0 gr. 0024.

Troisième période (cinquième au sixième mois) 0 gr. 0021.

Quatrième période (septième au neuvième mois) 0 gr. 00136.

Il serait intéressant de connaître les chiffres de l'élimination fécale à ces mêmes périodes. SENATOR (1) trouva 0 gr. 224 de CaO dans l'urine d'une femme de 32 ans; LEHMANN (2), DONNE (3) et DELATTRE (4) ont également signalé la diminution de l'élimination calcique urinaire de la femme enceinte.

Pendant l'allaitement, la femme doit fournir par litre de lait 0 gr. 300 (5) de chaux : c'est surtout avec la quantité de lait que la chaux ainsi fournie augmentera. La nécessité d'une suralimentation minérale et calcique pendant la grossesse et l'allaitement n'a pas besoin d'être démontrée.

LOEPER et BOVERI ont constaté que les femelles de lapins étaient moins sujettes aux lésions de l'athérome expérimental pendant la grossesse et l'allaitement. Nous avons eu l'occasion d'analyser les tissus d'une lapine tuée le jour de sa parturition ; ses tissus contenaient la même quantité de chaux que ceux des témoins, mais le squelette était très légèremenl hypo-

---

1. SENATOR, Ann-Charité, 82 VII, p. 401.
2. LEHMANN, Lehrb. d. phys. Chemie.
3. DONNE, Gaz. méd. Paris, 1841, p. 347.
4. DELATTRE, Union méd. 1881, p. 22.
5. 0 gr 200 à 0gr. 340.

calcifié. Nous pensons qu'il faut attribuer l'immunité des lapins en question, non à une hypocalcification de leur organisme, mais à une déviation dans la fonction de l'assimilation : la calcification des artères n'est pas une passive précipitation, c'est une combinaison de cellules dégénérées avec la chaux ; pendant la grossesse et l'allaitement, l'assimilation se fait ailleurs.

Défaut de ration calcaire. — Dans une alimentation variée, la ration est ordinairement dépassée ; elle peut sans inconvénient l'être 10 et même 50 fois. Il peut cependant arriver que l'homme, par les prétendus progrès de la civilisation, puisse être privé d'un élément nécessaire à sa constitution et que la nature voudrait lui prodiguer. La meunerie a fait disparaitre des graines les enveloppes qui, outre les produits indigestes comme la cellulose (qui a d'ailleurs une influence heureuse sur la propulsion du contenu intestinal) renferment de fortes proportions d'albumine, de graisse, mais surtout de sels : phosphates, sels de chaux etc... On cherche de plus en plus à se nourrir avec des mets recherchés ou artificiels ; on a peur d'encombrer le tube digestif avec des aliments volumineux comme le font les vulgaires croquants. Bientôt un homme qui se respecte ne mangera plus que des extraits ; or non seulement les extraits sont souvent privés de produits minimes très importants dont on ne remarquera la nécessité que lorsqu'on en sera privé pendant des années, mais encore les extraits sont pour l'industriel peu scrupuleux, un excellent moyen de nous berner, d'abord en haussant les prix, et ensuite en nous vendant tout autre chose que ce que nous croyons acheter. Un Anglais, qui ne quitte pas le Royaume-Uni, passe sa vie, sans avoir vu un grain de café grillé : le café est invariablement vendu à l'état d'une poudre impalpable qui doit être évidemment supérieure au café des anciens temps ; car il n'en a plus du tout ni l'odeur ni la saveur. Actuellement le Gouvernement français est en train de négocier avec les fournisseurs de l'armée l'achat de thé en poudre ! Autrefois on donnait aux enfants des bouillies de farines ; aujourd'hui on leur donne de la phosphatine ! Vous pouvez acheter partout de la poudre de lait, de la poudre de crème, de la poudre d'œuf, de la poudre de viande. Vous trouverez sous forme de poudre tous les liquides de la création, et, sous forme d'extrait fluide, le malt, la viande et tous les produits solides ; et ce n'est pas au fond du SAHARA ou dans les voyages au long cours, pour lesquels ils sont apparemment destinés, que ces produits sont employés : c'est dans les villes où existent des marchés et où les produits frais et naturels affluent par toutes les voies. Comme si on ne pouvait pas mieux croire ses yeux, en achetant du thé en feuilles, du café en grains, des œufs en coquilles ! Dans quelques années, on passera pour un arriéré, si l'on persiste à manger des lentilles ou des pois qui ne soient pas décortiqués.

Le développement extraordinaire à notre époque des maladies nerveuses, groupées par l'école actuelle sous le nom de neurasthénie, n'a pas d'autre cause que l'affaiblissement du système nerveux que lui fait éprouver la déminéralisation et spécialement la diminution de l'acide phosphorique et de la chaux, C'est en

vain que l'on cherche par quelques pincées de remèdes, nucléines, glycéro-phosphates de chaux, hypophos-
phites, à remplacer ce que l'on enlève par poignées
aux aliments.

Les auteurs qui se sont préoccupés de la diététique
ont étudié avec minutie la ration indispensable en albumines, graisses, hydrates de carbone, suivant les
différentes conditions d'âge ou de vie. Dans les agglo-
mérations où le régime est régulier et indépendant de
l'avis ou de la volonté de ceux qui le suivent : écoles,
casernes, navires, prisons, ces études ont été consultées
avec fruit ; sans cela on verrait éclore à la longue des
états pathologiques sérieux : lymphatisme, scorbut.. ;
mais on ne s'est guère préoccupé de la ration minérale.

Munk écrit que le régime dit *mixte* renferme d'ordinaire, quand il couvre les besoins en albumine et en
graisse, une quantité suffisante, parfois même excessive de substances minérales ; mais il a eu besoin de
spécifier que ce régime doit être directement emprun-
té au règne végétal et au règne animal (1).

Nous pourrions nous permettre d'ajouter à condition que se soit sous "forme" végétale ou animale. Or
cela n'est pas, car il est possible de se procurer un
régime varié sans voir pendant des mois un seul
végétal en nature ; ne citons que : vin, bière, pain, po-
tages de toutes marques, nouilles, tapioca, macaroni,
fruits confits, fécules, farines de légumineuses... et
jugeons s'il est possible de savoir ce qu'on a ingéré. Si

---

1. Munk et Ewald Alim. de l'homme norm. p. 90.

une mère privait son enfant de la nourriture qui lui est indispensable, on aurait raison de crier à la barbarie ; mais on se soucie peu si l'enfant subit une inanition minérale qui en fera ensuite une proie facile à toutes les infections et notamment à la tuberculose. On a remarqué que la privation de quantités infinitésimales d'iode, d'arsenic, pouvait avoir des influences très fâcheuses sur la santé générale : il en est probablement de même pour une foule de minéraux que nous ne soupçonnons guère et sans lesquels la vie serait impossible.

Parmi les substances minérales qui manquent quelquefois, nous ne craignons pas de citer l'eau ; quand la soif ne nous avertit pas, l'eau n'est pas ingérée en quantité suffisante ; il en résulte du malaise, de la faiblesse intellectuelle et physique qui disparaissent apparemment par le régime lacté ou la cure de raisins, en fait par l'ingestion d'eau en abondance.

Quant à la chaux, il suffit de consulter la teneur en CaO des divers aliments, pour se convaincre qu'un organisme en croissance peut réellement être en souffrance calcique. Qu'à certains jours la ration de chaux soit insuffisante, ceci n'a pas de grands inconvénients ; car si, dans la suite, la chaux est fournie abondamment, l'organisme en retiendra de plus fortes quantités (1). Mais un danger réel est celui d'enfants élevés pendant des années avec un régime constamment

---

1. V. pl. ht. chap. III. Dans le tableau que nous citons on peut voir comment dans une expérience faite sur nous-même, la chaux a pu être retenue en forte proportion, dès que le régime en a amené davantage.

hypocalcifié : et cela arrive moins dans dans les orphe-
linats que pour des enfants que les parents ont la prétention de soigner et qu'en fait ils tyrannisent. Dès
que le régime d'un enfant ou d'un adolescent ne
comprend ni lait, ni eau calcaire, ni légumes verts,
peu de farineux et peu de légumes, ce régime sera insuffisant, quoiqu'il comprenne des viandes variées, de
la graisse, du beurre, des confitures, du thé, du café,
du sucre, des pommes de terre, quelques œufs, quelques farineux. L'organisme ne manifeste par aucun
trouble immédiat sa faim calcique, tandis que l'hypo-
minéralisation se fait très tôt sentir pour les autres
substances, par de la fatigue cérébrale, des vertiges,
de la faiblesse qui attirent l'attention du patient et de
son médecin. La privation calcique n'en est que plus
dangereuse, car l'organisme hypocalcifié est très sensible à toutes les infections qui prennent chez lui un
caractère particulier de gravité.

CHAPITRE VI

ELIMINATION DE LA CHAUX

La chaux est élimiuée par toutes les voies ; on ne
la trouve qu'à l'état de traces dans la sueur, la salive,
la sécrétion bronchique, la bile, elle est relativement
plus abondante dans la desquamation épithéliale, les
ongles et les poils, mais sans dépasser quelques milligrammes en 24 heures chez l'adulte. La seule élimination dont puisse pratiquement tenir compte, est
l'élimination par l'urine et les feces.

1° **Elimination par l'urine**. — En raison de la facilité relative avec laquelle on peut doser la chaux dans l'urine, cette élimination a été assez bien étudiée à l'état normal et dans diverses conditions physiologiques et pathologiques. ALOY de Toulouse (1) a constaté que la chaux urinaire ne suivait pas les variations de l'urée et de l'azote chez l'animal ; elle se distingue en cela de la magnésie qui fait surtout partie des éléments cellulaires les plus différenciés, alors que la chaux est un élément chimique secondaire, il a trouvé :

	Urine de 24 h.	CaO	MgO	Urée
Alim. très animalisée	1350	0 gr. 31	0 gr. 27	38
	1400	0 gr. 30	0 gr. 20	42
Rég. mixte	1350	0 gr. 27	0 gr. 15	27

BUNGE cite des chiffres analogues. Nous avons constaté par plusieurs expériences sur des sujets normaux que, malgré le régime alimentaire différent et malgré de fortes différences dans les quantités des urines, la chaux urinaire des 24 heures présentait chez le même sujet une remarquable constance. D'après ROGER (2) la chaux s'élimine difficilemeut et lentement, même lorsqu'elle existe sous forme soluble : nous avons constaté sur des lapins soumis à un régime constant et dont nous avons dosé tous les jours l'élimination calcique urinaire et fécale, que l'ingestion d'un excès de $CaCl_2$ se traduisait le jour même par l'élimination urinaire et fécale d'une partie de la

---

1. ALOY de Toulouse. Le Ca et le Mg chez les êtres vivants.
2. ROGER. Alim. et dig. p. 82.

chaux ainsi ingérée. Nous avons constaté sur nous-même que l'addition à notre régime de 4 gr. de $CaCl^2$, correspondant à 0 gr. 720 de CaO, se traduisait immédiatement par une augmentation de la chaux urinaire, laquelle s'est élevée de 0 gr. 300 à 0 gr. 523.

Voici les quantités de chaux éliminées dans les urines en 24 heures, d'après divers auteurs : d'après Neubauer (1) 0 gr. 310 à 0 gr. 370, avec minimum 0 gr. 250 et maximum 0 gr. 616 ; Senator (2) trouve en moyenne 0 gr. 200 à 0 gr. 350 avec chiffres extrêmes 0 gr. 081 à 0 gr. 774 ; Bœdeker : 0 gr. 200 à 0 gr. 600 ; Schetelig trouva sur lui-même (poids : 74 kilos) 0 gr. 353 à 0 gr. 513 ; Zulzer, Zadek et Christeller (3) trouvèrent dans 2655 cc d'un homme de 63 kilos : 0 gr. 231. et dans 2.180 cc d'un sujet de 61 kilos 0 gr. 126. Nous avons trouvé sur nous-même (75 kilos) et dans des conditions variables : 0 gr. 302 dans 1050 cc ; 0,295 dans 2050 cc ; 0,376 dans 1557 cc ; 0,314 dans 2925 cc ; 0.281 dans 3005 cc ; 0,305 dans 2350 cc ; 0,322 dans 3170 cc ; 0,290 dans 2,420 cc ; 0,290 dans 2720 cc ; 0,287 dans 1.100 cc ; 0,317 dans 1.340, et d'autres chiffres ne sortant pas de ces moyennes (c-à-dire 0 gr. 004 par kilo–24 h.)

La plus grande partie de la chaux urinaire existe sous forme de phosphate acide (4). Un neuvième de l'acide phosphorique total de l'urine est uni à la chaux; deux neuvièmes à la magnésie et les deux tiers qui

---

1. Neubauer. Journ. f. prakt. ch. T. 67.
2. Senator. Ann. Charité 1882 VII.
3. Allg. m. Ctrztg., 1879, I.
4. Neubauer. Analyse d. Harns, 1890-274.

restent aux alcalins. Une très faible partie de la chaux est combinée aux acides carbonique, oxalique, urique, et sulfurique. On trouve aussi des traces de phosphate basique, d'hippurate, etc.

A. Influence de l'âge. — *a). Enfance.* — Seemann (1) a fait une série de recherches sur l'élimination de la chaux dans l'urine d'enfants sains. Chez 16 enfants de 5 semaines à 4 ans 1/2 (poids : 3 kil. 250 à 15 kil. 500), il trouva par kilo-24 h. une élimination de 0 gr. 0025 à 0 gr. 00435 de CaO. Le chiffre par kilo-24 h. s'élève légèrement à mesure que l'enfant avance en âge ; car à mesure que l'enfant croît son augmentation est relativement plus faible. Neubauer indique 0 gr. 005 par kilo-24 h. tandis que Sendtner (2) établit, pour la même valeur, 0 gr. 00294. Les données doivent forcément varier, suivant que l'enfant reçoit du lait de femme (0 gr. 256 de CaO pour 1.000) ou du lait de vache (1 gr. 690 pour 1.000). C'est surtout dans les matières fécales de l'enfant que l'on trouvera l'excès de chaux ingérée ou éliminée. L'étude comparative de la chaux ingérée et de l'élimination totale urinaire et fécale reste encore à faire.

b). Vieillesse. — Hirschberg (3) a fait des recherches sur l'élimination de la chaux entre 41 et 77 ans, ses chiffres oscillent entre 0 gr. 104 et 0 gr. 510. Nous avons pratiqué dans le service de M. le professeur Agr. Etienne. à l'hospice Saint-Julien, plusieurs analyses chez des vieillards menant une vie très uniforme :

---

1. Seemann, Virch. Arch., 1879-77, p. 299 et 305.
2. Munch. med, Wochschr., 1888, 40.
3. Hischberg. Diss. Bresl, 1877 et CBl. f. m. Wiss. 1878, p. 80.

Sujets	Observations	Quant. d'urine	Densité	CaO
—	—	—	—	—
Len... 80 ans, cardio-sclér., anc.		1100	1016	0,236
hémiplég., bien conservé, guérit		1050	10165	0,225
plus tard d'une pneumon.		1120	1016	0,229
Pel... 97 ans, sénilité sans cach.		850	1017	0,121
morte peu après sans infirm.		800	1017	0,097
		920	1016	0,102
Gro... 64 ans, tuberculeux à évolut.		1000	1016	0,160
lente.		1100	1017	0,121
		1050	1016	0,150
Léo... 72 ans, tuberc. scléreux		700	1019	0,049
n'évoluant pas.		1450 (2)	1014	0,188
		800	1019	0,090
Mar... 49 ans, tuberculeuse, évol.		1100	1015	0,072
lentement, cachex. assez pro-		1080	1015	0,097
noncée.		1100	1015	0,081
Mai... 87 ans cachexie sénile		450	10245	0,047
typique.		500	1024	0,063
		490	1024	0,059

D'après ce tableau, l'élimination calcique urinaire du vieillard est franchement diminuée : pour un même sujet, les chiffres sont assez constants, ce qui n'a pas grande valeur ici, vu l'uniformité de la vie menée. L'élimination est d'autant plus faible, que le vieillard est plus affaibli par la cachexie sénile elle-même ou par une affection chronique, telle que la tuberculose. Chez le vieillard très scléreux, l'élimination est relativement abondante. Dans la cachexie sénile typique, la chaux est diminuée relativement aux autres minéraux, comme le prouve la forte valeur de la densité. Dans la cachexie sénile tuberculeuse, la chaux est diminuée en même temps que les autres minéraux.

·2° **Elimination par les feces.** — Les feces comprennent un mélange de "*chaux non absorbée*„, provenant des résidus alimentaires et de " *chaux éliminée* „ par la muqueuse intestinale. Nous avons prouvé plus haut (II Partie, chap. III) que le rapport de la chaux ingérée à la chaux absorbée implique nécessairement qu'une grande partie de la chaux fécale est constituée par de la chaux éliminée et non par de la chaux non absorbée. TEREG et ARNOLD (1) ont administré des sels calciques par voie sous-cutanée à des chiens et ils ont constaté que la chaux est éliminée partie par l'urine, partie par les feces. Une autre preuve de l'élimination fécale de la chaux est fournie par la persistance de la chaux dans les évacuations alvines des jeûneurs CETTI, BREITHAUPT et SUCCI (2). Enfin SOETBEER et KRIEGER ont montré que, lorsque la muqueuse intestinale chargée de l'élimination de la chaux est lésée, il se fait par compensation une plus forte élimination urinaire (3) (et cela sans augmentation des phosphates urinaires, en sorte qu'on ne peut pas expliquer la surélimination de la chaux par de la phosphaturie). Les expériences de FORSTER, BYL, MULLER, HOPPE-SEYLER ne laissent pas de doute sur la réalité de cette élimination calcique· Dans les conditions ordinaires, l'élimination de chaux par les matières fécales est à peu près le double de l'élimination urinaire et elle s'en distingue surtout parce

---

1. PFLUGER's Arch. Bd. 32, p. 122.
2. LUCIANI, Das Hungern. 1890.
3. Gaz. degli Osped. d. cliniche 25 août 07 (SYLVESTRI) La malade de SOETBEER éliminait par l'urine 0 gr. 293 de plus qu'un témoin.

qu'elle traduit toutes les variations de l'assimilation de la chaux. En effet malgré des conditions très variées, l'élimination urinaire varie peu, alors que l'élimination fécale varie facilement du simple au quintuple : une rétention de chaux dans l'organisme se manifeste par une diminution de l'élimination fécale et inversement. *Il est donc tout a fait logique d'étudier avant tout les variations de la chaux dans les matières fécales et d'y attacher, dans tous les cas, plus d'importance qu'à l'élimination urinaire.*

Si nous insistons sur cette partie de l'élimination calcique, c'est précisément parce qu'on ne s'en est pas occupé et cela : 1° parce que la connaissance du rôle de l'intestin dans l'élimination de la chaux n'est pas connu depuis bien longtemps ; 2° parce que la recherche de la chaux dans les matières fécales offre de sérieuses difficultés. Outre la longueur du procédé qui exige l'incinération préalable des matières fécales, puis l'extraction et l'analyse pondérale de la chaux, il faut bien se rappeler que cette analyse serait absolument illusoire, si l'on n'avait bien soin de recueillir les matières exactement à la même heure, de faire durer l'expérience un grand nombre de jours pour annuler les oscillations de la mise en équilibre avec le régime, et surtout de connaître parfaitement toute la chaux ingérée. Or il n'est pas possible de savoir cette somme, sans instituer un régime composé exclusivement d'une quantité définie de certains aliments bien déterminés à chaux dosée et invariable. Nous nous sommes soumis pendant 16 jours à un régime semblable exclusivement formé de 3 litres de lait, 4 œufs, 350 gr. d'un pain spécial et 800 gr. d'eau (1) ; nous avons constaté qu'il est très pénible de passer plusieurs semaines sans perdre une parcelle de ses déchets et d'être forcé de se contenter d'un menu absolument invariable ; par le fait, nous nous sommes rendu compte que des expériences semblables faites sur un tiers, doivent forcément être entachées d'erreur ; on serait trompé, à moins que le sujet n'ait pour la science un véritable dévouement. Avec des animaux on risque moins d'être trompé, mais ce n'est pas un petit travail que de doser pendant plus d'un mois la chaux ingérée par un animal et de recueillir la totalité de ses urines et de ses feces. Aussi toutes les études concernant le métabolisme de la chaux suivant les diverses conditions d'âge, les variations physiologiques et pathologiques, sont toutes à refaire, non en se contentant d'analyser la chaux urinaire, mais en dosant *toute la chaux ingérée et toute la chaux éliminée.*

Nous nous sommes mis dans ces conditions, quand nous avons expérimenté sur nous-même l'influence des acides, des alcalins et de l'iodure de potassium sur la rétention de la chaux, comme nous l'avons fait quand nous avons étudié l'influence du $CaCl^2$, de l'adrénaline et de l'iode sur l'élimination calcique chez les animaux. Nous avons constaté que, chez l'homme adulte, tandis que l'élimination urinaire est égale à 0 gr. 004 par kilo-24 h, avec chiffres extrêmes 0,002 et 0,005, l'élimination fécale par kilo–24 h peut varier entre 0 gr. 014 et 0 gr. 090 avec un même régime ; lorsque le

----

1. V. pl. ht. I partie, méth. physiol.

régime varie, les limites s'écartent bien davantage et deviennent 0.006 et 0,150 par kilo-24 h. Le maximum peut encore augmenter considérablement si on ajoute des sels de chaux en nature à l'alimentation. Avec un régime mixte à légère prédominance carnée, la moyenne de l'élimination fécale est de 0 gr. 001 par kilo–24 h: avec régime mixte à prédominance végétale, elle est de 0,020 ; dans le régime lacto-végétarien elle monte à 0,008.

Chez le lapin nous avons trouvé, pour l'élimination fécale pendant la croissance, 0 gr, 080 et, après la croissance, 0 gr. 140 par kilo-24 h. L'élimination urinaire du lapin est peu différente de celle de l'homme et elle a pour principal caractère sa constance. L'élimination calcique fécale du lapin correspond à celle d'un homme soumis au régime lacto-végétarien : le lapin ingère normalement autant de chaux que l'homme lorsque celui-ci ingère le maximum.

———

CHAPITRE VII

FONCTION DE LA CHAUX

Les minéraux jouent dans l'organisme le rôle d'aliments de constitution : ils font partie intégrante de l'organisme et des tissus. Une partie joue également le rôle d'aliments fonctionnels ; la cellule, en dehors des éléments minéraux qui entrent dans sa constitution, a besoin de certains sels pour assurer ses fonctions. Ce sont surtout les éléments sécrétoires qui fournissent à leurs produits : bile, lait, suc pancréatique, salive, etc., des minéraux indispensables aux fonctions de ces sécrétions.

1° **Rôle de la chaux comme aliment de constitution A. Squelette.** — La charpente osseuse doit sa solidité aux sels insolubles de chaux et de magnésie. Le rôle de soutien que joue le Ca n'est pas à démontrer; c'est celui qui a été longtemps le seul connu. Les troubles de la calcification peuvent sérieusement compromettre ce rôle de soutien; par manque de chaux alimentaire, ou par défaut d'assimilation, ou par excès de désassimilation, les os peuvent se décalcifier, au point d'abaisser leur densité de 1,975 jusqu'à 0,958 (FERRIER) et même 0,721 (SENATOR). Dès qu'un os a perdu le 1/3 de sa chaux, il devient mou (PONCET). Le taux calcaire peut baisser sans symptômes d'ostéomalacie : la diminution est anatomique avant d'être clinique (1). Les dents doivent également leur dureté à la chaux; la calcification des dents est d'ordinaire parallèle à la teneur en chaux du squelette. En dehors du squelette, la chaux intervient dès qu'un organe de soutien est indispensable : coquille d'œuf, carapace d'infusoires, etc. La chaux osseuse présente surtout une grande résistance au tassement, mais la cohésion moléculaire est assez faible; aussi les productions qui sont exposées à s'effriter : ongles, griffes, sabots des herbivores, cornes, ne sont pas à base de chaux, mais à base de kératine; elles ont une très grande solidité, mais elles ne font plus en quelque sorte partie de

---

1. BOUCHARD. Mal. p. ral. de la nutr., p. 51.

l'être vivant ; elles sont en dehors de lui, ne sont ni innervées, ni vascularisées et ne subissent pas d'échanges nutritifs.

B, Tissus mous. — La chaux fait partie du protoplasme et, quoiqu'elle s'y trouve en moindre quantité que le C, l'Az ou l'O, elle est absolument indispensable, et sans elle la vie est impossible (1). Nous avons vu plus haut la forme et la quantité de la chaux combinée à la matière organique : " Le protoplasme musculaire et les autres " protoplasmes sont des albuminates de Ca et de Mg ; " c'est-à-dire des ferments hydratants, comme si la vie " ait été préparée dès son origine pour la réduction " des corps ternaires " (GAUBE du GERS) ou la transformation des hydrates de carbone en force.

2° **Rôle de la chaux comme aliment fonctionnel.** — On découvre tous les jours de nouvelles fonctions de la chaux ; chacune de ces fonctions mériterait de faire l'objet d'un travail spécial. Nos recherches n'ont pas porté sur toutes ces fonctions, dont l'ensemble n'entre dans le cadre de cette étude que pour mémoire. Nous nous contenterons de citer ici les plus importantes de ces fonctions, nous réservant de traiter avec plus de détail dans la III⁰ Partie la fonction de calcification.

a. Coagulation du sang. — Le Ca est indispensable pour que la coagulation du sang puisse se produire : si on ajoute du fluorure ou un oxalate soluble au sang, celui-ci restera indéfiniment liquide. Dans le sang, il existe un pré-ferment qui devient ferment sous l'in-

____

1. LIEBIG, die org. Chemie. — 9⁰ Aufl. 1876.

fluence du Ca, lorsque le sang n'est plus en contact avec la paroi vivante du vaisseau. Quand le sang a été rendu artificiellement incoagulable, l'activation du pré-ferment obéit aux mêmes lois que dans l'activation des sucs digestifs (DELEZENNE). La quantité de Ca nécessaire pour cette fonction est très faible : nous avons analysé séparément le caillot et le sérum de sang de lapin : le caillot ne contenait que 0 gr. 009 de CaO par litre de sang, encore de ce nombre faut-il retrancher la chaux organique des globules qui est latente et qui n'intervient pas. L'administration de sels de chaux dans les hémorragies peut avoir sa raison d'être : car les sels passent certainement dans le sang et leur élimination n'est pas immédiate. Leur ingestion produit donc une légère augmentation calcique momentanée du plasma, malgré la tendance de ce dernier à rester constant.

b. Coagulation du lait. — Additionné d'oxalate ou de fluorure, le lait ne se coagule plus. Le caséinogène (substance albumineuse existant dans le lait à l'état mucilagineux ou de demi-solution) ne devient caséine insoluble, sous l'influence du ferment spécial de la présure : caséase ou lab, qu'autant que ce ferment a subi l'influence des sels de chaux. Cette propriété de la chaux n'est qu'une particularité de la propriété générale suivante.

c. Influence de la chaux sur les sucs digestifs. — Le Ca joue vis-à-vis des ferments un rôle activant ; c'est comme activant du fibrine-ferment qu'il favorise la coagulation du sang, c'est comme activant du ferment lab qu'il fait coaguler le lait. Cette action existe pour le suc gastrique, le suc intestinal ; mais elle a été surtout bien mise en lumière par Delezenne (1) pour le suc pancréatique. Influencé par le Ca, le suc pancréatique digère les albumines, coagule le lait, la peptone de Witte et en général les substances colloïdes. Delezenne a montré que le suc pancréatique, privé par la dialyse en présence de NaCl de sa chaux, ne devient actif que par l'addition d'un sel soluble de chaux ; ni le Mg, ni le Sr, ni le Ba ne peuvent remplacer la chaux ; l'action des sels de chaux est spécifique.

Si, en pratique le Mg. peut quelquefois jouer le rôle d'activant (2), c'est en prenant dans les combinaisons la place de la chaux et en lui permettant de devenir efficace.

L'activation obéit à des lois très précises ; elle ne nécessite pas la présence de la matière à digérer et ne se réalise qu'après un temps perdu plus ou moins long. Quelle que soit la durée de l'activation, elle se fait toujours brusquement. Le suc, une fois activé, peut être privé par la dialyse de sa chaux soluble sans perdre ses propriétés nouvelles (développement de la trypsine ou du lab). La quantité de chaux nécessaire à l'activation est extrêmement faible.

d. **Rôle de défense dans l'organisme.** — C'est un fait de constatation courante, qu'un organisme décalcifié, c'est-à-dire présentant un squelette peu dense, des dents friables, et dont les milieux sont peu riches en chaux minérale dissoute (quoique cette quantité varie fort peu), est un organisme à la merci de toutes les infec-

1. *Soc. de Biol.*, 18-25 nov. 1907 ; 13, 20, 27 juill. 1907.
2. Zunz, Bull. soc. roy. d. sc. méd. Brux. 1906 et 1907.

tions, bien plus exposé à la tuberculose et bien plus difficile à se remettre une fois qu'il a été touché. Nous n'osons pas affirmer que le manque de chaux soit la seule et vraie cause de cette infériorité ; il se peut très bien que, chez les scrofuleux, les phtisiques chroniques, les rachitiques, les ostéomalaciques, les diabétiques, la décalcification ne soit elle-même que la conséquence d'une cause plus générale : diathèse, trouble nerveux, déviation de la nutrition. Mais on ne peut manquer d'être frappé de la coïncidence entre la décalcification et ces états maladifs ;et on a maintes fois remarqué l'heureux effet de la minéralisation pour remonter l'état général dans ces diverses maladies apyrétiques. Nul doute, si la décalcification est secondaire à une autre cause, qu'on arrivera à de meilleurs résultats en s'attaquent d'abord à cette cause générale, et si on obtient la reminéralisation comme un effet secondaire.

Outre ce rôle de défense encore bien nuageux, la chaux en possède un autre plus palpable : il consiste dans l'emmurement de ses ennemis. Il est inutile que nous insistions sur l'heureux effet que cette fonction peut avoir dans la tuberculose : nous avons dosé les éléments minéraux d'un tubercule calcifié (trouvé dans le poumon d'un vieillard de 65 ans et qui avait parfaitement guéri sa tuberculose) : il pesait 4 gr. et contenait 0 gr. 400 de chaux et 0 gr. 002 de magnésie, c'est donc bien à la chaux que le tubercule crétacé doit son existence. La chaux cherche de même à envelopper toutes les productions pathologiques : kystes, tumeurs bénignes ou malignes, etc.

Ce processus de défense porte la chaux à s'unir à tous les tissus dégénérés ; c'est pour cela que le vieillard est plus exposé aux calcifications. Le squelette n'est pas plus saturé de chaux à 70 ans qu'à 25 ans où la croissance est achevée, d'autre part les milieux liquides du vieillard ne sont pas plus riches en chaux que ceux de l'adulte. Si certains vieillards sont plus sujets que d'autres aux calcifications, c'est que leurs tissus, par suite de prédisposition arthritique, d'intoxication alimentaire, professionnelle, microbienne, sont vieillis avant l'âge et subissent la dégénérescence. C'est encore par une défense, mais ici une défense maladroite, que la chaux s'incruste dans les artères ; mais nous verrons que bien avant la calcification l'artère est atteinte par la dissolution et la disparition des fibres élastiques, remplacées par une substance hyaline et par la dégénérescence du protoplasme cellulaire, comme le prouvent les réactions de coloration des cellules. Débarrassez une aorte de ses plaques calcaires, vous la laisserez encore dans un pitoyable état, les lésions ne disparaîtront pas pour autant ; la décalcification ne pourra donc jamais être un procédé curateur. Dans les petites artères la chaux rend réellement de mauvais services ; car en durcissant l'artère, elle augmente l'hypertension qui, elle, aggrave les lésions.

e. **Action modératrice de la chaux.** — L'augmentation de la chaux crée de la dépression, sa diminution crée de l'excitation. Cette action assez curieuse ne se manifeste bien que par l'expérimentation, c'est-à-dire artificiellement, car les milieux organiques ne peuvent pas se surcalcifier ou s'hypocalcifier fortement. Nous

avons vu que la chaux organique est absolument invariable et que la chaux minérale dissoute ne peut varier dans de grandes limites : dès que l'ingestion
amène un fort apport de chaux, le squelette s'en
empare rapidement ou bien elle est éliminée.. ; si la
chaux diminue, le squelette fournit avec la même ra-
pidité, en sorte que la calcification des milieux organiques varie peu et que les variations ne durent
jamais longtemps.

1. *Expérience de surcalcification.* — (Action modératrice). GARDELLA (1) a étudié les effets de la surcalcification sur la fonction respiratoire. Outre l'ingestion
de Ca, cet auteur a mis à profit l'injection intravei-
neuse de $CaCl_2$ et l'action du $CaCl_2$ sur le bulbe mis à
nu (l'animal ainsi traité, est, malgré la bonne volonté
du squelette, hypercalcifié). L'animal est calme, très
déprimé, les centres nerveux sont peu excitables; la
fréquence de la respiration diminue jusqu'à l'arrêt,
mais l'animal résiste à l'asphyxie, n'a pas de convulsions. Le besoin d'oxygène est moindre ; CO_2 est produit moins abondamment. L'animal dont le bulbe est
imprégné de Ca est remis dans les mêmes conditions
que les êtres nouveaux-nés dont les centres nerveux
sont riches en Ca ; on sait qu'ils supportent une veino-
sité de sang plus grande que les adultes. Le succès
obtenu par l'administration des sels de chaux dans
l'épilepsie et dans la tétanie expérimentale, paraît dû
au rôle modérateur de la chaux (PARHON, PAPINIAN,
URECHIE, NETTER). Cette fonction de modération sur

---

1. GARDELLA, Arch. ital. de biol. T 49, p. 83-96 ; 1908.

les centres nerveux ne cadre pas très bien avec l'action de la chaux sur les fibres musculaires ; retirez un cœur de mammifère, faites-y circuler du sérum : les mouvements cessent, ils reprennent dès qu'on ajoute au liquide une trace de $CaCl^2$. Le résultat est exactement le même pour l'intestin (RABUTEAU, LOCKE, MAC-CALLUM).

2. *Expérience d'hypocalcification.* — (Action d'excitation). Par aucun régime on ne peut arriver à l'hypocalcification manifeste des tissus mous et des liquides de l'organisme, tant que le squelette aura une parcelle de chaux, il se dépouillera à leur bénéfice. SABBATANI a tourné la difficulté d'un façon assez ingénieuse (1) en diminuant indirectement la concentration ionique du Ca. Pour cela, il fait des injections intraveineuses de réactifs décalcifiants ; ce sont des substances qui ont la propriété de précipiter la chaux in vitro : phosphate de soude, métaphosphate, pyrophosphate, carbonate, bicarbonate, sulfate, citrate, oxalate, etc. L'injection de ces substances provoque des phénomènes d'excitation, de l'exagération des réflexes, des convulsions et la mort. La vitesse d'injection ou vélocité étant constante, l'auteur calcule la toxicité des réactifs décalcifiants par la quantité de ce réactif qu'il faut injecter pour amener la mort de l'animal.

Mais il s'agit de savoir si c'est bien comme réactif décalcifiant que l'injection de ces sels amène la mort : or ces substances peuvent être nuisibles pour raisons : 1° par l'action anticoagulante, 2° par l'action toxique propre, 3° par la décalcification.

---

1. Arch. ialt. de biol. T 44, p. 361 et suiv.

L'action anticoagulante peut être nuisible ; elle le serait surtout dans les cas d'hémorragie, mais elle ne serait pas capable d'amener la mort en quelques minutes : il y a bien des états pathologiques où la coagulabilité du sang est aussi diminuée et où la survie est longue.

L'action toxique propre est plus difficile à distinguer de l'action décalcifiante ; car beaucoup de sels étaient considérés comme toxiques, avant qu'on soupçonnât que dans le déterminisme de la toxicité entrait précisément le pouvoir décalcifiant : il a fallu la comparaison de ces diverses substances, tantôt très actives comme l'oxalate sodique, tantôt très peu actives comme le bicarbonate de soude, pour rompre le parallélisme existant entre la toxicité et l'intenstté du pouvoir décalcifiant, lequel s'exerce tant que le peu de solubilité du composé obtenu, que par le grand nombre d'équivalents de Ca immobilisés. Sabbatani élimine également dans la toxicité des sels employés, leur action comme alcalins et comme acides (1). Le peu de toxicité de certaines substances qui sont cependant in vitro de bons décalcifiants, s'explique par certaines réactions se passant dans l'organisme ; ainsi le phosphate bisodique Na^2HPO^4 est alcalin et précipite bien la chaux, mais sous l'influence de l'acide carbonique, il se forme du phosphate monosodique acide qui ne précipite plus la chaux (2). Ce qui prouve encore que la

---

1. Sabbatani, *loc. c.* p. 375 à 387.

2. Voici la réaction qui se produit :

$$Na^2HPO^4 + CO^2 + H^2O = CO^3NaH + NaH^2PO^4$$

il suffit de faire passer un courant de CO^2 dans le vase où l'on a nocivité des substances décalcifiantes est bien due à l'action décalcifiante, c'est la cessation immédiate des convulsions et des symptômes alarmants par une injection d'un sel soluble de chaux.

Comment agissent ces réactifs décalcifiants qui sont tous des précipitants de la chaux? L'action précipitante existe aussi bien dans le sang, milieu colloïde, que dans l'eau pure : mais en pratique, la soustraction de la chaux ne va pas et n'a pas besoin d'aller jusqu'à la précipitation (1). Vu la faible concentration de l'ion Ca dans l'organisme, et la solubilité assez élevée de quelques sels calciques (sulfates, citrates, carbonates), les précipités calcaires ne pourront se former dans le sang. L'action décalcifiante s'exerce néanmoins : ou bien au moyen de phénomènes de rétrocession dans la dissociation électrolytique, alors que la concentration d'un anion donné (sulfurique) augmente beaucoup, ou bien par la formation de molécules peu dissociables relativement au Ca (citrate).

Une autre expérience permet de se rendre compte de l'action modératrice du Ca et de l'action antagoniste des réactifs décalcifiants : on met à nu les circonvolutions cérébrales d'un chien, puis on humecte avec du carbonate ou du phosphate de soude la surface cérébrale, on provoque des convulsions qui ces-

---

obtenu un précipité par le Na^2HPO^4 pour voir le précipité se redissoudre et le liquide devenir acide. C'est d'ailleurs pour cette raison, que l'ingestion de phosphate bisod. alcalin rend l'urine acide.

1. NOTHNAGEL cite cependant le cas d'animaux empoisonnés par les oxalates chez lesquels il a observé des cristaux microscopiques d'oxalate de chaux.

sent aussitôt après addition de chlorure de Ca. Si l'on
se souvient que le cerveau est sensible à la moindre
privation de substances minérales et manifeste cette
privation surtout par des phénomènes d'excitation (1),
on comprendra qu'il n'y a rien d'extraordinaire à ce que
la chaux suive la même règle que les autres minéraux.
Ce n'est donc qu'apparemment que la suppression de
la chaux ne produit pas les mêmes désastres que celle
des autres minéraux ; car le squelette veille au main-
tien de la chaux indispensable aux tissus.

**f. Conséquence de ces deux fonctions de modération et
d'excitation.** — Quand l'organisme est réellement surcalcifié ou hypocalcifié, comme dans ces dernières
expériences de Gardella et de Sabbatani, cette modification du milieu intérieur se traduit par des phénomènes très nets de modération et d'abattement dans
le 1ᵉʳ cas, d'excitation et de convulsions dans le 2ᵉ. Dès
lors, si en pratique il existait des organismes surcalcifiés
ou hypocalcifiés et s'il était vraiment nécessaire de
livrer bataille rangée à la chaux, ne devrait-on pas
trouver chez les surcalcifiés une lueur des symptômes
qu'on observe dans la surcalcification artificielle et
réelle, et chez les hypocalcifiés une trace de ce qu'on
observe chez les hypocalcifiés expérimentalement ? Il
n'en est rien : ceux qu'on appelle hypercalcifiés et
chez lesquels on devrait trouver du calme, de l'abattement et de la langueur, ce sont les arthritiques, les

----

1. Les animaux de Forster, soumis à l'inanition minérale, présentaient surtout des symptômes nerveux : hébétude. tremble-
ment, vertiges, parésies, convulsions, accès de rage (Ztschr. f.
Biol. t. 9. p. 297).

goutteux, les bilieux, les sanguins. Ceux qu'on considère comme hypocalcifiés et chez lesquels on devrait s'attendre à de l'emportement et à de l'excitation, ce sont les scrofuleux, les consomptifs, les lymphatiques. La chimie, par l'analyse brutale des tissus et du sang, nous a convaincu que tous les organismes jeunes ou vieux, lymphatiques ou arthritiques, sont *tous également calcifiés ;* la physiologie vient corroborer cette conviction. Nous en trouverons de nouvelles preuves dans la III⁰ partie de ce travail en étudiant le rôle de la chaux dans la pathogénie de l'artériosclérose. La surcalcification n'est donc qu'un mythe : l'organisme surcalcifié n'existe pas, à moins que, par ce terme, on veuille entendre un organisme à *squelette hypercalcifié* ou à *calcifications locales.* Il est d'ailleurs à remarquer que l'organisme où se produit une sclérose ou une calcification possède un squelette en voie de se décalcifier et de déverser sa chaux dans les tissus ; mais, dans ce cas, l'analyse révèle un excès de chaux, non dans les milieux de l'organisme, mais dans l'élimination.

TROISIÈME PARTIE

MODIFICATION DE LA PHYSIOLOGIE NORMALE DE LA CHAUX

ÉTUDE PATHOLOGIQUE, CLINIQUE ET EXPÉRIMENTALE

La teneur en Ca de l'organisme est surtout régie par l'assimilation et la désassimilation, comme nous l'avons vu dans la IIe partie. La modification de cette composition des tissus en chaux, c'est-à-dire la calcification ou la décalcification, exige donc des modifications préalables dans l'assimilation ou la désassimilation. Or, ces deux fonctions sont le propre de la cellule vivante dont nous soupçonnons à peine le mécanisme. Non seulement le sang, dans lequel la cellule choisit librement ce qui lui plaît, a une tendance à garder la même composition en matières salines et élimine rapidement par toutes les voies les sels en excès, mais encore cette composition du sang serait-elle variable, soit par des altérations pathologiques, soit par des modifications artificielles dues à la thérapeutique, que la cellule n'en prendrait pas moins exactement ce qui lui est nécessaire.

Nous avons peu de prise sur le travail de la cellule

et c'est heureux, car ce travail est tellement compliqué, tellement au-dessus de notre intelligence que nous sommes impuissants à le comprendre et que nous ne ferions que des fautes en voulant le corriger. C'est pourtant ce que tous les thérapeutes cherchent à faire dans les maladies où la nutrition est défectueuse et où les cellules fonctionnent mal, par ralentissement, perversion ou déviation de leur travail. Comment pourrions-nous agir sur la cellule pour modifier sa façon de vivre ? La matière albuminoïde qui la compose est formée par les arrangements atomiques les plus délicats ; elle est si instable, si facile à anéantir par les réactifs et les sels les plus faibles ! On voit combien est grossière l'idée de vouloir calcifier un organisme en lui fournissant de la chaux en excès. Ce sont pourtant ces moyens grossiers que nous avons employés dans nos expériences : il est certain que le vrai moyen de changer l'assimilation calcique consisterait à agir sur la vie même de la cellule et à modifier son appétit ; mais la cellule est autonome et échappe à notre inhabile direction.

Nous avons cherché s'il existe des états pathologiques naturels ou artificiels pouvant agir sur la nutrition de la cellule et modifier sa façon de se comporter vis-à-vis de la chaux. Nous nous occuperons d'abord des processus pathologiques où la chaux joue visiblement un rôle : artériosclérose, tuberculose, rachitisme, myxœdème, ostéomalacie. C'est surtout sur l'artériosclérose qu'ont porté nos recherches ; ce n'est qu'incidemment que nous avons fait quelques analyses sur les autres états pathologiques, pour lesquels nous

nous contenterons de mettre la question au point et de
faire entrevoir ce qui reste encore à trouver. Nous verrons ensuite l'influence que certains agents artificiels
peuvent avoir sur la rétention et la localisation de la
chaux : influence des sels de chaux eux-mêmes ou de
leur abstinence, de l'iode, de la thyroïdine, des alcalins, des acides...

Avant d'étudier les lésions de l'artériosclérose, qui
sont des lésions de calcification, il importe de se rendre
compte du processus général de calcification tel qu'il a
lieu dans la sénilité aussi bien que dans les maladies.

CHAPITRE Ier

LA CALCIFICATION (1)

Le phénomène *physiologique* de l'ossification est une
véritable calcification où la chaux s'unit intimement à
la matière albuminoïde du cartilage ou du tissu conjonctif, en perdant son aspect minéral et grenu et en
devenant semi-organique. Trois conditions sont indispensables pour que ce dépôt de chaux puisse se faire :
1° l'apport de chaux par l'alimentation et la boisson,
qui doit être au moins égal à la chaux déposée ; 2° le
rétrécissement des capillaires artériels et l'élargisse-
ment des veines mis en évidence par NEYMANN et du-
quel il résulte une *stase veineuse* qui facilite la 3e condition : les altérations régressives de la substance
fondamentale du cartilage ; 3° les phénomènes d'atro-

---

1. CHANTEMESSE et PODWISSOTSKY, les process. gén., p. 319.

phie de la cellule cartilagineuse qui sont caractérisés
par le relâchement et la division de la substance hyaline, les cellules s'emparent alors de colorants qu'elles
ne fixaient pas auparavant : hématoxyline, indigo, car-
min, ce qui prouve la modification qui s'est faite dans
leur substance et qui peut aller jusqu'à la mort de la
cellule.

Le processus de *la calcification sénile* peut être considéré comme un stade transitoire entre les dépôts physiologiques et pathologiques des sels de chaux. Pour
certains cartilages, le processus n'est que la continua-
tion de l'ossification normale (larynx). La stase veineuse, si utile à la calcification malgré la plus grande
solubilité des sels calciques dans un sang riche en CO_2,
est réalisée par le ralentissement de la circulation dû
à l'affaiblissement du cœur, à l'artériosclérose. La dégénérescence des tissus est causée par les intoxications
microbiennes et alimentaires accumulées et par la sénilité elle-même.

Le *dépôt pathologique* de chaux peut se faire dans
les tissus vivants et dans les tissus morts. La calcification des parties vivantes a tantôt un caractère de
distribution limitée et apparaît dès lors à la suite d'un
trouble primitif de la nutrition des tissus et de l'affaiblissement de leur énergie vitale ; tantôt, phénomène
plus rare, le dépôt calcaire se généralise et paraît être
le résultat de la richesse excessive de l'organisme en
matière calcaire et de la sursaturation du sang. Ame-
née par des conditions purement locales, la calcification s'observe principalement dans la substance in-
terstitielle, le long du trajet des fibrilles ; celles-ci sont

dissociées et disparaissent par endroits ; la paroi vasculaire est inégalement distendue ; elle est quelquefois d'une minceur extrême et en quelque sorte remplacée par une large concrétion calcaire.

Il est certain que, dans ce cas, la décalcification thérapeutique, si elle était possible, ne rendrait pas de service en vue du retour à la fonction normale. Quand le dépôt calcaire se généralise, on invoque la sursaturation du plasma par des éléments calciques ou magnésiens peu solubles. Mais, d'une part, chez les artérioscléreux avérés, le plasma et le sang ne sont pas plus riches en Ca qu'à l'état normal et, s'il y a des variations dans la teneur calcique, elles ne sont pas en rapport avec l'intensité de la sclérose (1) ; d'autre part on n'a jamais pu réussir jusqu'à présent à augmenter par un procédé alimentaire quelconque, la teneur des sels de Ca et de Mg dans le sang.

Ce qu'on observe, c'est que dans certaines maladies des os (ostéomyélite, destruction d'os par tumeur cancéreuse, atrophie osseuse tabétique ou autre, ostéomalacie) l'os perd rapidement une très grande quantité de chaux qui, transformée en sel soluble, est versée dans le torrent circulatoire. Cette chaux est promptement éliminée par le rein et surtout par l'intestin de sorte que le taux du sang n'augmente pas. Il est cependant possible que ce déversement de chaux dans les milieux de l'organisme ou cette métastase calcaire, comme l'appelle VIRCHOW, puisse favoriser la

____

1. TEISSIER et MOREL.

calcification (1). Mais la déminéralisation squelettique n'a pas pour corollaire obligé la formation de foyers d'incrustation calcaire dans les tissus. Rarement la chaux est aussi abondamment lancée du squelette dans les milieux liquides que dans l'ostéomalacie; et pourtant elle ne crée pas de dépôts calcaires. C'est que la calcification n'est pas un phénomène passif amenant l'incrustation par le fait d'une sursaturation, tout comme se fait un dépôt à la surface d'un cristal plongé dans une solution saturée. Du reste, dans l'organisme, les régions où il y a de *la stase veineuse* sont celles où les calcifications *se font le plus habituellement* à cause de la dégénérescence que les éléments cellulaires y subissent plus facilement en raison de l'affaiblissement de leur énergie vitale (2) : or c'est précisément *dans le sang veineux que la chaux est le plus soluble* et devrait le moins se précipiter, à cause de l'acide carbonique qui est le meilleur dissolvant de la chaux en milieu alcalin. Le sang supporterait d'ailleurs 10 fois plus de carbonate de chaux qu'il n'en contient et 100 fois plus de sulfate avant d'arriver à la saturation : l'organisme saturé de chaux n'existe pas.

---

1. Comment expliquer les effets de cette sursaturation calcique qui ne se traduit pas par une augmentation chimique du Ca dans le sang, est-ce une saturation biologique ? On peut admettre que si la quantité de chaux contenue à un moment donné dans le sang n'est pas augmentée, la quantité qui passe dans le sang dans un temps donné est certainement augmentée et ce renouvellement favorise sans doute l'assimilation de la chaux par les tissus mous.

2. C'est surtout la diminution des oxydations et des réductions qui nuit à la stabilité des combinaisons qui se font entre la matière organique et la chaux.

CHAPITRE II

RELATION ENTRE LA CHAUX
ET L'ARTÉRIOSCLÉROSE

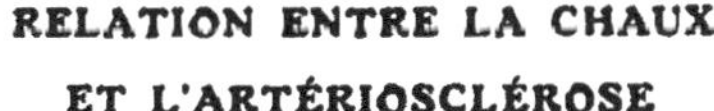

La chaux joue, dans les lésions de l'artériosclérose, un rôle visible et palpable. L'idée d'une relation de cause à effet n'a pas manqué de se présenter à l'esprit des chercheurs. Quelques expériences sur des lapins ont semblé corroborer cette hypothèse, et immédiatement la question a reçu une application thérapeutique : on bannira la chaux, cause de tout le mal (1), et la voilà enrayée la plus terrible de toutes les maladies, celle qui cause 22 °/₀ des décès, 3 fois plus que la tuberculose ! " Un traitement précoce par la décalcifi-
" cation fait disparaître dans un délai de plusieurs
" mois à plusieurs années la presbytie, la cataracte,
" fait revenir la circulation dans des parties mal irri-
" guées visibles..., un traitement tardif fait disparaître
" lentement les troubles physiologiques et, en cas d'hé-
" miplégie, améliore le pronostic et procure fréquem-
" ment le retour complet des fonctions (2) „. La médication décalcifiante est conseillée également par Loeper et Boveri (3). L'organisme des artérioscléreux est généralement considéré comme contenant un grand excès de chaux ; cette chaux se porte sur les artères,

____

1. Rumpf de Hambg. Munch. med. Wochschr. 97.

2. P. Ferrier, Indic. de la méd. décalc. Soc. de Biol. 6 jt. 07.

3. Congr. de Gen. 08. Il indique même le danger de la décalcification exagérée par l'ingestion des acides.

soit parce qu'elle ne peut plus se fixer sur les os qui
n'auraient plus, comme les os jeunes, un grand besoin
de chaux, soit parce qu'elle a de la peine pour s'éliminer (1).

Nous avons cherché, par des dosages précis, à élucider le rôle de la chaux dans l'artériosclérose ; si la
chaux a une importance réelle dans la pathogénie de
l'artériosclérose, on doit s'attendre à une rétention de
chaux dans l'organisme sous l'influence du processus
athéromatisant ; de plus toutes les causes qui ont une
action aggravante pour les lésions de l'athérome de-
vront se manifester par de la rétention de la chaux et
tous les agents thérapeutiques capables d'enrayer le
mal provoqueront une élimination de chaux, pour en
débarrasser l'organisme encombré. Or nos expériences
nous ont donné des résultats bien différents de ceux
que nous en attendions. La théorie si séduisante, parce que si simple, du rôle adjuvant de la chaux dans la
pathogénie de l'athérome tombait et avec elle une partie de l'espoir d'arracher l'humanité au terrible fléau
de la sclérose. Après quelques considérations sur la
nature des lésions de l'artériosclérose et de l'athérome
expérimental, nous passerons en revue les principales
raisons qui militent en faveur du rôle adjuvant de la
chaux dans la pathogénie de l'artériosclérose ; nous
exposerons ensuite nos propres expériences dont nous
tirerons les conclusions.

§ 1. **Lésions de l'artériosclérose.** (2). — La lésion

---

1. ROGER, Alim. et digest. p. 82.

2. CHANTEMESSE, les process. génér. p. 130. ACHARD et LOEPER,
Précis d'anatomie p. 228.

primitive de l'artériosclérose est la dégénérescence vitreuse ou hyaline : c'est une transformation vitale du protoplasme en une masse homogène où l'on ne distingue plus ni contour du noyau, ni contour des cellules ; cette masse ressemble à la substance fondamentale du cartilage hyalin. La dégénérescence hyaline peut frapper tous les organes, mais spécialement les tissus fibreux, élastique et conjonctif ; elle a une préférence pour les divers tissus du vieillard et surtout pour les parois artérielles. Son caractère anatomique consiste dans le gonflement des fibrilles conjonctives et dans leur fusion les unes avec les autres (1). Cette dégénérescence débute généralement par la tunique interne et la tunique moyenne. Par suite du gonflement, on constate un épaississement inégal de la paroi qui est *dure, homogène, blanchâtre* et *vitreuse.*

Lobstein, le premier, et à sa suite Virchow ont décrit cet *épaississement qu'ils ont appelé* " sclérose „. Il n'y a pas encore de *dépôt calcaire,* mais simplement disparition des fibres élastiques et conjonctives avec hypertrophie compensatrice de l'intima par la néoformation de fibrilles élastiques, lesquelles ne tardent pas à subir à leur tour la dégénérescence hyaline. Jusqu'ici le processus est identique pour toutes les artères et, pour les capillaires, il ne va jamais plus loin. A partir de ce moment apparait la calcification que Josué compare à un *phénomène de défense.* La calcification se comporte différemment dans l'aorte et dans les petites artères. Dans l'aorte (et les gros vaisseaux :

---

1. Josué décrit également pour les cellules musculaires des parois artérielles un gonflement œdémateux. Soc. de Biol. 29 Jn. 07·

fémorale, artère pulm.) apparaissent par endroits des placards jaunâtres, opalins, qui soulèvent l'endothelium du vaisseau et rendent la surface interne tomenteuse et inégale; puis ces placards prennent une consistance calcaire et, subissant la dégénérescence graisseuse, forment de petites tumeurs saillantes, ulcérées et ombiliquées, desquelles s'échappent de fines granulations de matière albuminoïde, de graisse et de sels calcaires (bouillie-athérome).

Il persiste souvent de grandes régions d'aorte ayant subi la dégénérescence hyaline, sans atteindre la dégénérescence calcaire et graisseuse. Dans les petites artères (radiale, coronaire, art. cérébrales), la calcification est plus générale; la couche calcaire forme des anneaux complets aux dépens de la couche élastique interne. Sur une grande longueur l'artère ressemble à un tuyau rigide qu'on peut écraser comme une coquille d'œuf. L'artère sclérosée peut se rétrécir et s'oblitérer ; elle est très fragile, et de là découlent des conséquences faciles à deviner (1). Si nous avons tenu

---

1. Il n'y a pas similitude absolue entre les lésions athéromateuses spontanées de l'homme et les lésions qu'on observe chez le lapin dans l'athérome aortique expérimental. Chez le lapin, la lésion est surtout més-artérielle, l'intima est intacte, alors que chez l'homme la tunique interne est surtout lésée. Toutefois MM. J. Parisot et Lucien ont comparé *l'athérome spontané du lapin* à *l'athérome expérimental* et ils ont constaté que les lésions étaient les mêmes. On peut donc regarder avec raison l'athérome expérimental du lapin comme une production *pathologique* et la comparaison avec l'athérome spontané de l'homme peut se soutenir. Lissauer (Berl. klin. Wochschr, 1905 XLII : p. 675) décrit les lésions de l'athérome expérimental, il insiste sur la localisation aux fibres musculaires de la média, avec intégrité assez longue des fibres élastiques. Il prétend que Josué et Rzentkowsky

à retracer ce processus qui est à peu près classique, c'est que nous voulions bien mettre en évidence ce fait important que la lésion artérielle précède toujours la calcification. Le vaisseau arrive même au *stade de sclérose par la seule dégénérescence hyaline ; il est dur à surface de section blanche, homogène, brillante et vitreuse, sans être calcifié.* Depuis quelque temps la plupart des auteurs se sont ralliés à cette théorie de la dégénérescence hyaline (ARNDT, EPPINGER, KOLESNIKOFF, VASSILIEFF, LUBINOFF. MAGNAN, NEELSEN, BENEDICT, BABÈS, etc). Il est donc impossible d'attribuer à la chaux une causalité efficiente ou adjuvante dans le début des lésions de l'artériosclérose, puisqu'il n'y a pas encore calcification ; mais une fois celle-ci commencée, on peut se demander si la chaux est pour quelque chose dans l'aggravation des lésions, c'est-à-dire dans l'intensité de la crétification.

§ 2 **Causes des lésions de l'artériosclérose.** — Il

---

parlent à tort d'athérome (Presse méd. 1903) et que le processus des lésions expérimentales chez le lapin est absolument étranger à la pathologie des vaisseaux de l'homme. Il n'y a que deux maladies chez l'homme qui provoquent dans la média des lésions semblables à l'athérome expérimental, ce sont :

A. La syphilis : La media est traversée par du tissu conjonctif serré et les vasa vasorum sont rétrécis (DOEHLE). BACKHAUS décrit de l'endartérite oblitérante des vasa vasorum ; BENDA, des nécroses locales de la media.

B. L'angiosclérose névritique décrite par LEWASCHEW (Virch. Arch.Bd.92.1883),l'auteur introduit dans le nerf sciatique des fils trempés dans l'acide sulfurique : il constate dans le territoire innervé des lésions des vaisseaux avec prédominance sur la media, l'intima et l'adventice sont saines. A. FRAENKEL trouva chez des tabétiques, des paralytiques généraux, des syringomyéliques (à un âge situé en deça de l'apparition habituelle de l'artériosclérose) des lésions vasculaires avec hypertrophie de la media.

n'entre pas dans le cadre de ce travail de résoudre la question de la pathogénie de l'artériosclérose. Il nous suffira d'énumérer les principales causes ; car elles sont multiples et variables. Au nombre des causes diathésiques, nous avons l'arthritisme se manifestant par le rhumatisme chronique articulaire, la migraine, les névralgies, les dermopathies, l'asthme, la goutte, le diabète, l'hérédité joue là un rôle évident. Parmi les causes toxiques (1), citons l'alcool, le plomb, le tabac, l'ergot de seigle, les toxines provenant de l'alimentation excessive ou du surmenage, enfin la vieillesse que Chantemesse considère comme une sorte de maladie par intoxication lente. Huchard insiste sur les causes mécaniques (hypertension), Potain sur les troubles trophiques. Des maladies aiguës et chroniques, en déversant les toxines microbiennes dans l'organisme, peuvent provoquer la dégénérescence hyaline : fièvre typhoïde, diphtérie, scarlatine, rougeole, grippe, rarement la tuberculose, plus souvent l'impaludisme et la sy-

---

1. L'action de l'adrénaline serait due à la toxicité et à l'hypertension (Josue et Kulbs); à l'hypertension seule (Rzentkowsky, Berl. kl, W. 02), aux lésions des vasa vasorum (Erb) ; à des modifications de la nutrition (Fischer) ; Les substances hypotensives n'empêchent pas l'action de l'adrénaline (G. Etienne et J. Parisot, Journ. de physiol. et de path. gén. T X p. 1055). Le fait que l'hypertension seule n'est pas en cause, est encore prouvé par les expériences de Lissauer, Wagner et Laugaard qui par les injections de caféine (à 0 gr. 05 par kilo) pendan 7 mois, ont produit de l'hypertention, sans hypertrophie cardiaque, ni modification de l'appareil circulatoire. Il semble que l'adrénaline agit sur les vasa vasorum (troubles trophiques de la media) comme dans la syphilis et l'angiosclérose. En effet l'adrénaline ne produit de lésions que dans les gros vaisseaux et non dans les vaisseaux périphériques, car là les vasa vasorum ne sont pas importants.

philis. L'abus de la chaux ne figure pas dans cette énumération et rares doivent être les mortels qui sont redevables à cet innocent produit terreux de leur incurable maladie. Voyons les principaux faits expliquant la guerre qu'on a déclarée à la chaux.

§ 3. Arguments permettant de considérer la chaux comme un adjuvant de l'athérome.

a. Sans la chaux la calcification des artères est impossible ; donc si on ne fournissait pas de chaux, la calcification n'aurait pas lieu.

b. Des lapins soumis aux injections d'adrénaline présentent des lésions plus nombreuses et plus étendues, quand on leur fait ingérer des sels de chaux notamment du $CaCl^2$ (1).

c. Même exaltation du pouvoir athéromatisant de l'adrénaline, sous l'influence d'un régime riche en chaux (son, salade, choux) (2).

d. Les animaux ayant une grande capacité d'accumulation pour la chaux font difficilement de l'athérome. Ainsi en est-il du jeune animal qui dirige la chaux vers les os et de la femelle pleine qui absorbe beaucoup de chaux pour le développement de ses petits.

e. Les sels de chaux ajoutés à l'action de l'adrénaline provoquent une hypertrophie notable du cœur

---

1. L. Thevenot, Athér. aort. expér. Th. de Lyon, 1906, N° 129, et Loeper et Boveri, Soc. de Biol. 1907, p. 1161. « Nous croyons que cette surcharge calcique est une des raisons de l'extrême facilité avec laquelle on réalise la calcification artérielle chez le lapin avec des doses minimes de substances toxiques... qui n'ont aucun effet chez le chien et le chat, par exemple. »

2. Loeper et Boveri, ibid.

chez le lapin : de 6 gr. 60, le poids du cœur devient 10 gr. 05. En même temps la chaux se fixe plus abondamment sur le cœur que dans les muscles périphériques.

f. L'augmentation de la chaux alimentaire (son, choux) entraîne également une augmentation de la chaux cardiaque et la diminution (carottes, pommes de terre) une diminution parallèle (1).

CHAPITRE III

ATHÉROME ET CHAUX. — ÉTUDE EXPÉRIMENTALE

Nous ne reviendrons pas sur la technique de nos expériences, nous l'avons exposée dans la première partie (Chapitre II). Dans le tableau N° 1 qui est joint au texte, nous donnons les chiffres calculés pour un seul lapin ; en réalité les expériences ont porté sur 9 lapins de la même portée dont 4, les N°ˢ 1, 3, 5 et 7, ont été mis dans la cage N° 1 pour subir les injections d'adrénaline et les différents traitements mentionnés au tableau N° 1. Les 4 autres, les N°ˢ 2, 4, 6 et 8, ont été mis dans la cage N° 2 pour servir à d'autres expériences décrites dans le tableau N° 2, où les chiffres ont été ramenés également à un seul lapin par simple division. Le lapin N° 9 n'a pas subi de traitement spécial. En opérant sur 4 lapins en même temps, nous compensons ce qu'un lapin peut avoir d'anormal ou de pathologique, et nous obtenons du même coup une

1. LOEPER et BOVEIR, Soc. de Biol. 15 Jn. 07, p. 1094.

Tableaux n° 1 et 2 indiquant les quantités de Chaux ingérées et éliminées par deux séries de lapins. Les chiffres indiquent des grammes pour l'urine et les crottins ; la chaux est exprimée en milligrammes de CaO.
Observations : **A** signifie injection de 3 gouttes d'adrénaline ; **C** signifie ingestion d'un gramme de CaCl² ; **CC** signifie ingestion de 1 gr. 50 de CaCl² ; **K** représente l'ingestion de 0 gr. 25 d'iodure de potassium.

Tableau n° 1 — 1ʳᵉ Cage (lapin n° 1) — DATES (16 Juin au 22 Juillet)

	16 Jn	17	18	19	20	21	22	23	24	25	26	27	28	29	30
OBSERVATIONS						A	A		A		A		A		
CaO ingéré	445	541	448	494	510	490	418	392	487	496	461	487	438	200	585
Urine, quantité	42	31	37	30	39	38	41	51	52	68	38	38	35	44	33
CaO urinaire	7	8	8	7	7	6	11	12	12	11	16	11	49	42	29
Crottins, quantité	53	19	55	58	69	74	56	64	61	50	67	81	66	52	61
CaO des crottins	278	275	313	326	281	318	261	340	309	313	301	335	308	400	481
CaO retenu	162	168	127	91	220	166	114	30	152	182	144	141	+93	−82	+44
Poids du lapin n° 1	1850								2000						

Tableau n° 1 (suite) — DATES (Juillet)

	1 Jt	2	3	4	5	6	7	8	9	10	11	12	13	14	15	16	17	18	19	20	21	22
OBSERVATIONS	A	A		A		A	A		A	A		C	AC	C	ACK	CK	CK	CK				
CaO ingéré	570	563	440	485	433	468	460	496	481	431	376	699	868	870	808	802	575	540	537	541	502	486
Urine, quantité	24	42	47	43	27	31	58	51	37	37	37	34	49	70	49	46	34	38	35	38	47	34
CaO urinaire	17	21	32	50	40	55	55	41	41	23	80	67	89	72	55	48	52	35	37	17	21	12
Crottins, quantité	81	81	87	68	65	58	54	63	65	63	30	48	70	60	59	52	54	61	54	54	51	54
CaO des crottins	489	470	407	543	682	515	706	568	612	547	576	675	847	684	698	570	531	550	509	512	469	471
CaO retenu	+60	−70	−63	−100	−109	−102	−292	−168	−175	−159	29	−53	28	48	−15	16	−2	5	−3	+12	+12	+13
Poids du lapin n° 1					2200									2310								2365

Tableau n° 2 — 2ᵉ Cage (lapin n° 2) — DATES (16 Juin au 22 Juillet)

	16 Jn	17	18	19	20	21	22	23	24	25	26	27	28	29	30
OBSERVATIONS						K	K	K	K				C	C	C
CaO ingéré	383	361	503	389	392	450	458	389	505	479	410	584	629	804	692
Urine, quantité	27	29	35	24	28	32	30	25	37	38	34	60	71	89	70
CaO urinaire	9	8	8	7	8	8	9	8	8	7	20	67	40	68	63
Crottins, quantité	38	46	42	53	44	47	50	52	55	64	58	58	78	67	65
CaO des crottins	292	199	152	212	275	313	327	262	341	328	279	198	202	211	440
CaO retenu	82	166	218	180	79	129	120	129	163	134	116	273	208	252	162
Poids du lapin n° 2	1820								2000						

Tableau n° 2 (suite) — DATES (Juillet)

	1 Jt	2	3	4	5	6	7	8	9	10	11	12	13	14	15	16	17	18	19	20	21	22
OBSERVATIONS	C	C	C	CC	CC	CC	CC	CC	CC	CC	CCK	CCK	CCK	CCK	CCK	CCK	CCK	CCK				
CaO ingéré	718	685	637	744	685	624	819	887	707	630	725	737	752	712	609	729	743	588	809	586	584	804
Urine, quantité	47	37	50	89	74	66	62	86	30	43	77	99	87	79	68	97	71	51	87	62	71	73
CaO urinaire	56	45	31	30	16	84	99	88	62	56	68	110	127	86	63	91	125	58	71	39	99	32
Crottins, quantité	75	78	72	79	66	78	68	70	66	67	72	65	67	74	65	56	56	56	60	70	57	71
CaO des crottins	369	368	513	490	468	425	690	688	570	518	617	581	587	636	621	816	561	479	515	417	361	367
CaO retenu	278	227	293	381	212	136	55	51	75	81	40	33	38	−53	12	24	33	71	21	60	140	200
Poids du lapin n° 2						2250								2400								2450

moyenne. D'autre part nous divisons par 4 les causes d'erreur dans la pesée des aliments et leur dosage, dans le prélèvement, la pesée et le dosage des excréments (1).

Nous exposerons d'abord la série de nos expériences, nous en discuterons les résultats dans les paragraphes suivants.

A. EXPÉRIENCES

§ 1. — Avec analyses des échanges.

Expérience I. — Influence de l'adrénaline seule sur la rétention du Ca. — Les animaux n°s 1, 3, 5 et 7 sont d'abord mis pendant 15 jours à un régime constant, exclusivement formé de foin, d'avoine, de son et d'eau. Nous savons quelle est la quantité de chaux ingérée (2). L'élimination par l'urine et les crottins reste assez constante. A partir du 6e jour (21 juin) les animaux reçoivent environ tous les 2 jours une injection intra-veineuse d'adrénaline (3 gotutes de la solution CLIN à 1 p. 1000). Ces injections sont indiquées sur le tableau par la lettre A. L'élimination calcique urinaire augmente aussitôt de 6 milligrammes à 11 milligrammes (22 juin) ; peu à peu l'élimination fécale croît également (29 juin) ; et quoique l'ingestion de chaux reste sensiblement la même et soit assez élevée, l'élimination finit par dépasser l'ingestion à partir du 29 juin et surtout à partir du 3 juillet. L'animal, au lieu de retenir 160 milligrammes de chaux en 24 heures, perd de sa propre chaux (3) (la perte va jusqu'à 292 milligrammes le 7 juillet) ; et

---

1. Si l'on tient compte des difficultés que présente la pesée exacte de ce qu'un lapin mange et excrète par jour, malgré des cages spéciales et perfectionnées, on jugera que la précaution que nous avons prise n'est pas inutile. (V. pl. ht. Ire partie, ch. II).

2. V. pl. ht. Ire partie, ch. II.

3. Cette expérience fournit une preuve de plus de l'élimination de la chaux par l'intestin. Contrairement à l'opinion émise par VOIT, une partie est sûrement éliminée, puisque l'élimination dépasse l'ingestion.

cela est d'autant plus remarquable, que l'animal âgé de 8 mois, n'a pas achevé sa croissance et a augmenté de 550 grammes du 16 juin au 22 juillet L'expérience est continuée jusqu'au 22 juillet, sans que la rétention normale de chaux se produise (1).

Expérience II. — Influence du CaCl² associé à l'adrénaline sur la rétention du Ca. (Tableau n° 1).— Comme l'adrénaline a déjà une action certaine sur le métabolisme de la chaux, le rôle du CaCl² ne se dégage pas aussi nettement que dans les expériences suivantes (tableau n° 2) où il est employé seul. Pendant 3 jours, chacun des 4 lapins reçoit 1 gramme de CaCl² cristallisé correspondant à 0 gr. 180 de CaO (2). L'ingestion d'un gramme de CaCl² est indiquée sur les tableaux par la lettre C. L'élimination fécale augmente peu, tandis que l'élimination urinaire monte de 26 à 67 milligrammes. Mais l'élimination totale n'augmente pas proportionnellement avec la quantité de CaO surajoutée ; ainsi pour une addition de 0 gr. 180 de CaO, l'élimination n'aug-mente que de 0 gr. 070 en moyenne ; les 3/5 du CaCl² ont donc été retenus, sans toutefois que le bilan général de l'ingestion soit supérieur à l'élimination ; il en est de même pendant les deux jours suivants (13 et 14 juillet). Cette expérience de courte durée nous permet seulement d'affirmer ceci : Le chlorure de calcium donné à un animal adrénalinisé est en partie retenu dans les premiers jours.

Expérience III. — Action, sur la rétention calcique, de l'iodure de potassium associé au CaCl² et à l'adrénaline. (Tableau n° 1. 15 au 18 juillet).— Nous avons donné l'iodure à la dose de 0 gr. 25 (dose correspondant à 5 grammes chez

---

1. En 15 jours le lapin a perdu 1 gr. 800 de CaO, au lieu d'en gagner 2 gr. 400, ce qui fait une perte effective de 4 gr. 200.

2. Le CaCl² subissant de rapides variations de poids, nous avons préparé une grande quantité de dissolution à 20 °/₀ dans laquelle nous avons dosé la chaux. Pour avoir 1 gr. de CaCl² ou 0 gr. 180 de CaO, il suffisait d'en mesurer 5 cc.

l'homme), son action n'est précise ni dans un sens ni dans l'autre. L'ingestion de 0 gr. 25 de KI est indiquée sur les tableaux par la lettre K. L'animal continue à se décalcifier. Nous verrons plus facilement l'action de l'iodure quand il sera employé seul. Les lapins n°s 1 et 3 ont été sacrifiés peu après ; ils présentaient des lésions nettes d'athérome.

Expérience IV. — Action de l'iodure de potassium seul sur la rétention calcique. (Tableau n° 2). Les lapins n°s 2, 4, 6 et 8 sont traités dans la cage n° 2 jusqu'au 20 juin comme leurs frères de la cage n° 1. A partir du 20 juin jusqu'au 23 juin inclus, ils reçoivent quotidiennement 0 gr. 25 de KI. Nous constatons que le Ca urinaire n'est pas augmenté ; mais la surélimination fécale est manifeste. L'iodure amène une diminution faible, mais nette de la rétention de la chaux alimentaire.

Expérience V. — Action de l'iodure associé au $CaCl^2$ sur la rétention calcique. (Tableau n° 2). — Après avoir ingéré pendant 14 jours du $CaCl^2$, les mêmes lapins reçoivent journellement 0 gr. 25 de KI pendant 8 jours du 11 au 18 juillet. La forte surélimination calcique urinaire due au $CaCl^2$ n'est pas augmentée par l'iodure, tandis que l'élimination fécale se maintient très élevée : l'iodure a donc une légère tendance à exagérer l'effet du $CaCl^2$, c'est-à-dire à favoriser le départ de la chaux.

Expérience VI. — Action du $CaCl^2$ seul sur la rétention du Ca. (Tableau n° 2). — A partir du 27 juin, les lapins n°s 2 4, 6 et 8 reçoivent tous les jours 1 gramme de $CaCl^2$ cristallisé, soit 0 gr. 180 de CaO ; le 4 juillet cette dose est portée à 1 gr. 50, soit 0 gr. 270 de CaO. Le premier jour de l'ingestion de $CaCl^2$ la quantité de l'urine augmente de 34 grammes à 69 grammes ; la chaux urinaire monte d'une moyenne de 8 milligrammes à 67 milligrammes (1) ; peu à près la

---

1. PERL, en donnant du $CaCl^2$ à des chiens a observé également une augmentation immédiate du Ca urinaire ; mais cette aug-

chaux fécale, qui était en moyenne de 320 milligrammes s'élève à 380, 420, 468. Comme dans l'expérience II, l'augmentation n'est pas en rapport avec le supplément de l'ingestion ; les 2/5 seulement du $CaCl^2$ ingéré ont été retenus. Pendant 10 jours l'animal continue à retenir plus de 200 milligrammes de CaO par jour ; on pourrait croire à priori que c'est tout naturel et que cette rétention va persister, l'animal devant se surcalcifier par suite de l'ingestion d'un sel de chaux. Nous n'avons pas été peu surpris de voir que l'élimination fécale allait toujours croissant, atteignant 570 milligrammes (9 juillet), puis 617, 656. La rétention de chaux qui était normalement de 160 milligrammes correspondant à l'accroissement journalier du squelette, avait monté pendant 10 jours à 276, 277, 293 milligrammes, elle n'est plus, à partir du 7 juillet, que de 55, 40, 23 milligrammes. L'ingestion de 0 gr. 180 de CaO sous forme de $CaCl^2$ produit donc non seulement l'élimination de ces 0 gr. 180, mais encore la perte des 160 milligrammes nécessaires au développement du squelette. Ainsi le $CaCl^2$ produit dans les premiers jours la rétention des 2/5 de sa chaux, mais administré pendant *longtemps, il provoque de la décalcification.*

§ 2. Expériences avec analyses des tissus, sans dosage des échanges.

Dans les expériences qui suivent, nous n'avons pas dosé l'élimination de la chaux. Nous avons soumis les lapins, depuis le mois d'octobre 1908 jusqu'en avril 1909, à des traitements variés ; puis après les avoir sacrifiés, nous avons dosé la chaux des os et des différents tissus.

Expérience VII. — **Influence de l'adrénaline seule sur la calcification.** — Les lapins n°s 4 et 5 ont reçu 2 injections d'adrénaline par semaine. Le n° 4 a péri le 12 janvier

mentation n'était que 5, 2 °/₀ du Ca ingéré en abondance. Le reste a été retenu ou rejeté par les feces dont PERL n'a pas fait l'analyse (Virch. Arch. 1878-74, p. 59).

(poids : 3 k. 800). Ses tissus contenaient en CaO : le foie, du poids de 163 gr., 0 gr. 017 °/₀ ; les muscles, 0 gr. 041 °/₀ ; les deux reins, du poids de 22 gr., 0 gr. 016 °/₀ ; le cœur, du poids de 10 gr. 1, 0 gr. 060 °/₀ ; l'aorte, pesant 2 gr., contenait 2 mmgr. de CaO. Le fémur frais, pesant 12 gr. 5, contenait 20 °/₀ de CaO. Le sang renfermait 0 gr. 051 p. 1000.

Le n° 5, adrénalisé jusqu'au 15 avril, présentait des plaques d'athérome à l'aorte (poids : 3 k 875). Ses tissus contenaient en CaO : le muscle, 0 gr 039 °/₀ ; le foie, du poids de 168 gr , 0 gr. 014 °/₀ ; le cœur, du poids de 15 gr. 1, 0 gr. 068 °/₀ ; 1 gr. 5 d'aorte, en dehors des plaques d'athérome, contenait 3 mmgr. de CaO ; le sang, 0 gr. 049 p. 1000. Le fémur, du poids de 13 gr. 1, contenait 19 °/₀ de CaO.

Expérience VIII. — Influence du CaCl² seul sur la calcification. — L'expérience VI nous a montré que le CaCl², continué pendant 20 jours, provoquait de la décalcification. Nous avons fait ingérer pendant 6 mois tous les jours 1 gr. de CaCl² anhydre (0 gr. 350 de CaO) aux lapins n°ˢ 2 et 8. Au bout de 4 mois, les pattes de devant commençaient à s'incurver, et ce fléchissement ne fit que s'accentuer, comme en témoigne la photographie du n° 8 prise le 30 mars. L'autopsie nous a montré que l'incurvation portait très légèrement sur les radius et cubitus et plus fortement sur le carpe. Les tissus avaient une teneur en chaux très voisine de celle des lapins n°ˢ 4 et 5 ci-dessus et du témoin n° 9. Les différences ne sont pas de quelques décigrammes pour tout le corps, squelette excepté. Mais le squelette s'est bien décalcifié : le lapin n° 8 (poids : 3 k. 600) avait un fémur de 12 gr. 1, contenant 18,3 % de CaO ; le lapin n° 2 pesait 3 k 890, son fémur de 12 gr. 3 contenait 17,9 % de CaO, ce qui représente la perte de 38 gr. de CaO pour tout le squelette.

Expérience IX. — Influence du CaCl² associé à l'adrénaline sur la rétention de la chaux. — Les lapins n°ˢ 6 et 7, dont le premier a déjà été traité par le CaCl² et le second par l'adrénaline dans les expériences I et VI, ont reçu pendant 6 mois

2 injections d'adrénaline par semaine et 1 gr. de $CaCl^2$ en ingestion par jour. De même que les lapins traités par le $CaCl^2$ seul (expérience VIII), ils présentent au bout de 3 à 4 mois de prétendue surcalcification une incurvation telle des pattes qu'ils ne marchaient plus sur la face plantaire, mais sur les poignets. La photographie du n° 7 rend très bien compte de cette déformation. Les pattes postérieures sont en valgus. L'analyse des tissus ne nous révéla aucune modification sensible dans la teneur en chaux. Les aortes étaient athéromateuses ; un fragment d'aorte d'un gramme contenait 1 mmgr. 5 de CaO en dehors des plaques d'athérome. Le fémur du n° 6 (poids : 3 k 850) pesait 12 gr. et contenait 17,5 % de CaO ; celui du n° 7 (poids : 3 k 190) pesait 12 gr. 1 et contenait 17,6 % de CaO, au lieu de 20,1 %, ce qui fait une perte de 50 gr. de CaO pour tout le squelette.

Expérience X. — Calcification des témoins. — Le lapin n° 9, de la même portée que les 8 précédents, a été sacrifié le 15 avril ; il pesait 3 k 840. Ses tissus contenaient en CaO : les muscles, 0 gr. 038 % ; le cœur, du poids de 10 gr. 3, 7 mmgr. de chaux ; les reins, du poids de 24 gr., 5 mmgr. de CaO ; le sang, 0 gr. 050 p. 1000 ; le fémur, pesant 13 gr. 1, 20,15 %. Une analyse qui peut nous servir aussi de terme de comparaison pour la teneur en chaux des tissus du lapin est celle qui concerne un lapin âgé de 6 ans, que M. le Professeur agrégé ETIENNE a laissé vieillir pour étudier les effets de la sénilité. Ce lapin qui, à son âge mûr, voisinait les 4 kilos, ne pesait plus que 2 k 540 en mai 1909, où il a été saigné. Nous avons dosé la chaux et nous avons trouvé, pour le muscle : 0 gr. 040 % ; le foie, 85 gr., contenait 0 gr. 015 de CaO ; le poumon, 18 gr , contenait 0 gr. 0055 de CaO ; les deux reins, 17 gr., 0 gr. 005 de CaO ; le cœur, 12 gr., 0 gr. 008 de CaO ; le cerveau, du poids de 8 gr., contenait 1 mmgr. de CaO. Le sang, 0 gr. 048 p. 1000 ; le fémur, poids : 9 gr. 8 ; longueur, 10 cm., contenait 20,04 de CaO. Rappelons que le lapin témoin n° 10 (poids : 3 k 840) nous a donné un fémur de 12 gr. 3 avec 20,2 % de CaO, et que le témoin n° 11

(3 k 850) avait un fémur de 11.9 avec 20 % de CaO (V. plus haut, IIe partie, chap. V).

Expérience XI. — *Influence du sérum de Trunecek sur la calcification.* — Deux jeunes lapins, les n°s 14 et 15, de la même portée, étaient nourris d'une façon habituelle ; le n° 15 recevait 2 fois par semaine une injection sous cutanée d'un cc. de sérum de Trunecek. Ils ont été sacrifiés le 24 avril : le n° 14 pesait 2 k 790, son fémur, de 10 gr. 4, contenait 20,1 % de CaO ; le n° 15 pesait 2 k 830; son fémur, de 10 gr. 69, contenait 20,15 °/₀ de CaO ; le sérum de Trunecek n'a donc pas d'action décalcifiante ; il maintient le squelette dans sa composition normale. Nous avons fait encore quelques recherches analogues sur l'influence de l'iodure de potassium, elles ne nous ont pas donné de variations sensibles dans la teneur calcique du squelette. La mort accidentelle d'un animal en expérience et d'un témoin nous a du reste privé de quelques documents.

B. RÉSULTATS DES EXPÉRIENCES

1° Constance de la teneur en chaux du sang et des tissus. — Les expériences VII, VIII, IX et X nous ont montré que le sang de lapin avait une teneur en CaO s'éloignant peu de 0 gr. 050 p. 1000 ; le tissu musculaire reste à 0 gr. 040, et cela aussi bien chez les animaux athéromatisés que chez les autres. L'ensemble des tissus mous ou des liquides d'un lapin de 3 kil. 800 ne contient que 0 gr. 650 environ de chaux. Les pourcentages sont pratiquement les mêmes, et si les différences paraissent quelquefois énormes, en réalité elles sont en deça des limites des erreurs d'expériences (1 .

---

1. Quoique dans un instant nous attacherons une grande importance à ce fait qu'un os peut contenir 17 °/₀ ou 18 °/₀ de chaux à la place de 20 °/₀, nous n'hésitons pas à dire que nous

A part les calcifications locales, les tissus gardent une remarquable constance aussi bien pour la chaux que pour les autres minéraux. Des différences peuvent exister, mais elles ne sont pas susceptibles d'être mesurées. La méthode chimique serait assez précise ; mais il faudrait faire abstraction de tous les dépôts de chaux qui, par le fait qu'ils sont solides, ne sursaturent en rien l'organisme. Le sang pourrait fournir les meilleurs renseignements ; car sa teneur oscille autour d'une valeur constante : or les différences qu'on pourrait trouver entre le sang d'un sujet normal et le sang d'un scléreux, sont plus petites que les *petites variations physiologiques qui accompagnent tous les échanges.* C'est pour cela que nous considérons comme dénuée de preuves, l'ancienne théorie des organismes sursaturés de chaux.

2^0 **Variabilité de la chaux squelettique.** — Les os perdent

considérons comme identiques les résultats que nous trouvons pour le cœur, quand ces résultats sont en somme assez différents : 60 °/o, 68 °/o, 70 mmgr. °/o ; car cela revient à dire qu'un cœur d'un lapin qui pèse 10 gr., contient 6 mmgr., 6 mmgr. 8 ou 7 mmgr. de chaux. Malgré la précision de la méthode, il est difficile dans une analyse de chaux de trouver 2 fois de suite le même chiffre à 1 mmgr. près. Nous n'ergoterons pas davantage sur les différences dans le pourcentage de la chaux dans l'aorte pour deux raisons :

1o Parce qu'une aorte de lapin ne pesant que 2 grammes, découvrir dans le pourcentage 0,140 au lieu de 0,112, c'est dire qu'on a trouvé entre les deux aortes une différence d'un demi-milligramme !

2o Parce que l'aorte est par excellence le tissu des calcifications locales ; on peut donc y trouver des différences énormes dans la teneur en chaux, mais cela ne prouve rien en faveur de la théorie de la surcalcification des tissus.

facilement leur chaux, Chossat (1) a déjà mis ce fait en évidence. Quand un animal perd de la chaux, les tissus restent constants, le squelette fournit (2).

3° **Le CaCl² décalcifie.** — Il résulte des expériences VI et VIII que le CaCl² ingéré pendant longtemps provoque d'abord, pendant une dizaine de jours, une rétention des 2/5 environ de la chaux ; mais, dans la suite, il produit de la décalcification, se traduisant par une diminution de la teneur en chaux des os. La différence est sensible ; elle est de 1/10 et représente plus de 200 mmgr. pour un fémur de lapin.

4° **L'adrénaline décalcifie.** — Les expériences I, II, VII et IX montrent que l'adrénaline et surtout l'adrénaline associée au CaCl² produit une décalcification intense. Les animaux peuvent perdre en 6 mois les 3,20 de leur chaux squelettique, soit plus de 300 mmgr. pour un fémur. Les *déformations osseuses* que nous avons constatées seulement chez les animaux ayant reçu du CaCl², surtout avec association d'adrénaline, sont bien visibles sur les photographies. Nous n'avons pas trouvé de lésions du cartilage de conjugaison pouvant nous faire croire à du rachitisme. D'ailleurs, ces déformations squelettiques ont débuté alors que les animaux avaient achevé leur croissance et atteint le maximum de leur poids. Nous ne croyons pas non plus que ces malformations soient dues à des conditions spéciales de nourriture ou de stabulation : humidité, froid... En

---

1. Chossat. C-R. Ac. des Sc. t. 14, p. 451.

2. Ceci est même vrai pendant l'inanition : Forster, Zeitschr. f. Biol., t. 9, p. 297.

effet, les témoins de la même portée et qui vivaient dans des conditions semblables ne présentaient pas de déformations. Au reste, pendant les 6 mois où ces déformations osseuses ont été obtenues chez nos animaux, ceux-ci vivaient de la même nourriture et dans les mêmes rangées de cages que des centaines de lapins qui sont élevés tous les ans, sans qu'on ait jamais constaté chez l'un d'eux une déformation semblable.

5⁰ **L'iodure de potassium provoque une légère élimination de la chaux.** — Nous n'avons pas obtenu de forte élimination parce que nous avons employé des doses faibles correspondant à celles que l'homme prend quelquefois. MM. G. ETIENNE et J. PARISOT ont antérieurement établi que l'iodure de potassium ou l'iodipine, donnés à plus forte dose, exagéraient les lésions, placards ou anévrisme, de l'athérome expérimental (fait qu'on n'observe pas avec l'iodothyrine).

6⁰ **Les causes qui créent ou favorisent l'athérome expérimental s'accompagnent de décalcification squelettique, et l'élimination de la chaux est d'autant plus intense que la cause athéromatisante est plus énergique.** — Cette proposition, qui résulte des expériences, est encore confirmée par ce fait que, chez le vieillard (la vieillesse est une cause d'artériosclérose), les os sont moins riches en chaux que chez l'adulte. Nous avons fait plusieurs dosages de chaux dans les os de vieillards très scléreux, anciens hémiplégiques, et chez d'autres vieillards sans artériosclérose, mais avec tuberculose guérie ; nous avons remarqué que les os des anciens bacillaires contenaient 23,3 °/₀, 22,1 °/₀, 22,6 °/₀ de CaO, alors que le chiffre le plus élevé chez les artérioscléreux était de

20 °/₀ (1). Dans tous ces dosages, nous avons enlevé le péroné et nous avons comparé son poids au coefficient de complexion du sujet : ces comparaisons nous ont montré que non seulement la teneur en chaux du squelette, c'est-à-dire la quantité relative de CaO, mais encore que la masse du squelette, c'est-à-dire la quantité absolue de CaO, étaient plus élevées chez l'adulte que chez le vieillard et plus petites chez le vieillard très artérioscléreux que chez le vieillard normal. *Les scléroses locales sont donc d'autant plus intenses que le squelette contient moins de chaux.*

7° Relation de cause à effet entre la décalcification squelettique et l'athérome. — L'athérome s'accompagne de décalfication squelettique ; mais nous ne disons pas que la décalcification squelettique est par elle-même la cause de l'athérome ; ce n'est pas impossible, mais nous ne sommes pas en droit d'affirmer si la décalcification est la cause ou seulement le moyen de production de l'athérome. Il peut y avoir des décalcifications très intenses sans athérome ; ainsi, dans l'ostéomalacie la chaux squelettique fond rapidement sans produire de calcifications locales. Nous avons vu que le dépôt de chaux exige la dégénérescence préalable des tissus ; nul doute que dans ces cas de dégénérescence la cal-

---

1. D'après nos recherches, l'élimination calcique urinaire chez le vieillard est plus faible que chez l'adulte (V. II⁰ Partie, chap. VI) ; mais ce fait ne va pas à l'encontre de la décalcification squelettique du vieillard, car il faut tenir compte de l'ingestion plus faible chez le vieillard et de l'élimination fécale qui n'est pas connue. Lœper reconnaît également que chez les animaux âgés la chaux du squelette fond et est mise en circulation. C.-R., Soc. de Biol., 22 juin 1907, p. 1162.

cification locale soit favorisée par la fusion squelettique qui déverse dans les milieux de la chaux sans cesse éliminée, mais aussi continuellement renouvelée. La fusion squelettique peut donc être un adjuvant de l'artériosclérose ; la coexistence est manifeste, mais la causalité n'est pas prouvée.

8° **Le rôle athéromatisant du CaCl² n'est pas dû à l'ingestion d'une plus grande quantité de chaux.** — Nous avons bien établi que l'ingestion de CaCl² provoque une diminution de la chaux dans l'organisme : ce n'est donc certainement pas en amenant un excédent de chaux, que le CaCl² peut agir. Son action est cependant manifeste, mais nous en ignorons la cause exacte ; il peut agir : comme substance étrangère et nocive au même titre que le BaCl², avec lequel M. J. PARISOT a obtenu la même action adjuvante qu'avec le CaCl² ; comme hypertenseur au même titre que l'adrénaline ; comme diurétique (V. tabl. n° 2) il peut à la rigueur activer la fusion squelettique qui coexiste si volontiers avec l'athérome ; le CaCl² donne-t-il dans l'organisme de l'acide chlorhydrique naissant ?

9° **Rien ne prouve que la chaux alimentaire soit un adjuvant de l'athérome.** — Il était assez logique de penser que la chaux alimentaire se fixe sur le squelette tant que celui-ci est en croissance. Mais une fois le vase rempli jusqu'au bord, le squelette contenant le maximum de ce qu'il peut contenir, la chaux se porte de préférence sur d'autres tissus et spécialement sur le tissu cardio-vasculaire ; car elle continue à être ingérée et, en raison de son peu de solubilité, elle est difficilement éliminée par l'urine.

S'il nous est difficile de prouver mathématiquement que l'ingestion d'une nourriture riche en chaux n'est pour rien dans la production des calcifications, pour la raison bien simple que la preuve d'un fait négatif est impossible, du moins il nous est facile de montrer que la théorie de la pathogénie calcique de l'artériosclérose ne repose sur aucun fondement. Nous ne reviendrons pas sur la nécessité des lésions préalables ; remarquons seulement que la décalcification squelettique ne cadre nullement avec la théorie du trop-plein ; et si la chaux est ingérée en excès, il n'y a pas de raison pour qu'elle ne se fixe pas sur le squelette dont le pouvoir d'accumulation ne manque pas plus chez le scléreux que pendant la croissance. D'autre part, si le peu de solubilité de la chaux s'opposait à son élimination par les reins, elle devrait aussi s'opposer à son introduction dans le sang ; il est du reste démontré que le principal émonctoire de la chaux est l'intestin et non le rein. A propos de l'action des acides sur la chaux, nous verrons que rien n'est moins prouvé que la prétendue insolubilité de la chaux dans le milieu intérieur.

La chaux alimentaire favorise la calcification du squelette ; elle réalise donc une condition ne s'accordant pas avec le développement de l'athérome qui s'accompagne toujours de décalcification squelettique. Nous fera-t-on l'objection que l'alimentation riche en chaux, du moment qu'elle enrichit les os, favorise leur fusion et la rend plus intense. Nous répondrons que si la chaux squelettique se dissout, ce n'est nullement parce que l'os est riche en chaux ; il continue en effet à se décalcifier même lorsqu'il est déjà très pauvre en chaux; car cette décalcification est régie par une cause plus générale : déviation de la nutrition, affaiblissement du processus vital. S'il existe une cause athéromatisante (hypertension, adrénaline, toxines, etc.) qui produit de la décalcification squelettique, la quantité de chaux qui peut être ainsi mise en liberté par un squelette même faiblement calcifié, est tellement considérable que le sujet qui doit en fixer sur ses artères dégénérées en trouvera surabondamment, malgré le jeûne calcique le plus rigoureux.

10° **Même si la chaux alimentaire favorisait l'athérome des herbivores, cette théorie ne serait pas applicable à l'homme.** — Les herbivores, comme l'a montré Hansemann, font facilement des calcifications artérielles, intestinales ou autres. L'athérome spontané est fréquent chez le lièvre, le cheval; on le trouve aussi chez le lapin. Cela ne prouve pas que leur athérome soit favorisé par l'ingestion d'une grande quantité de chaux alimentaire : il y a coexistence entre les deux faits, mais le rapport de causalité n'est pas démontré. L'athérome pourrait aussi bien être dû à l'ingestion de toxines, dont le rôle athéromatisant est manifeste ; or les alcaloïdes sont fréquemment ingérés en grande quantité par les herbivores qui ne les supportent pas tous ; ils ingèrent également des poisons minéraux, des oxalates, des cyanures ; ils n'ont pas l'habitude de faire bouillir leurs aliments, et il doit leur arriver souvent d'ingérer des parasites et des microbes dont les toxines ont un affet désastreux sur le système artériel. On ne trouve pas d'ailleurs l'athérome chez tous les herbivores, et on le rencontre très fréquemment chez les animaux qui ne sont aucunement herbivores comme le lion.

Si l'herbivore mange beaucoup de chaux, il l'élimine facilement et son organisme ne s'assimile que ce qu'il lui faut ; il mange bien des quantités énormes de silice, sans les assimiler. Il n'est donc pas si évident que ce soit la chaux qui favorise l'athérome spontané chez les herbivores. Mais en admettant même que cela soit, on ne saurait comparer l'ingestion calcique de l'herbivore à l'ingestion de chaux chez l'homme. En effet, l'animal est à l'abri d'un ensemble de facteurs qui sont la conséquence de notre prétendue civilisation, et dont le pouvoir athéromatisant n'est pas hypothétique. L'animal n'a pas d'hérédite neuro-arthritique ; il n'est ni alcoolique ni syphilitique ; il n'abuse ni du tabac, ni de la bonne chère, ni des médicaments ; il ne fait pas de longues études ; il n'est ni sédentaire, ni saturnin, ni surmené ; il ne prend pas une nourriture compliquée ou adultérée par l'industrie ; il mange ce pour quoi il est adapté. Dès lors, l'ingestion d'une grande quantité de chaux, tous les jours et pendant toute la vie, prend chez lui une importance relative assez grande. Mais l'homme a faussé sa vie ; il doit être omnivore et plus spécialement frugivore ; en réalité, le besoin de stimulant le fait abuser non seulement des excitants purs : alcool, café, thé, mais encore de la viande. Les duretés de la vie soumettent le roi de la création au plus lamentable des esclavages. Les premiers hommes étaient pasteurs et menaient une vie libre, active et sans surmenage. Aujourd'hui, pour arriver, l'homme doit pendant toute sa jeunesse pâlir sur des livres, entre quatre murs. Adulte, soit qu'il travaille dans l'air confiné d'un atelier, soit qu'il occupe une profession libérale, il réalise ce prodige de se surmener sans mener une vie active. A côté de ces travers, l'abus de la chaux ne serait qu'un atome dans la balance.

L'expérience, non l'expérimentation, ne nous montre-t-elle pas avec la dernière évidence que l'artériosclérose est l'apanage de ceux qui abusent du régime carné, c'est-à-dire le plus pauvre en chaux que l'on connaisse, alors qu'elle est bien plus rare chez celui qui prend une nourriture simple, végétale, et riche en chaux. Il y a des régions à eaux très calcaires, où les habitants ingèrent des quantités considérables de chaux ; jamais on n'a observé chez eux une fréquence plus grande de l'artériosclérose, ce qu'on n'aurait pas manqué de faire, puisqu'on a remarqué (HIPPOCRATE l'a déjà signalé) que ces eaux prédisposent aux calculs vésicaux, (eau de l'Isle de Vaucluse, eau de la Clyde). Pratiquement la chaux est donc innocente.

S'il s'était trouvé par hasard que le régime carné fût très riche en chaux, et que le régime lacto-végétarien en fût dépourvu, il est évident que l'assimilation de la chaux et son prétendu pouvoir athéromatisant eussent été les mêmes ; mais on n'aurait pas manqué d'accuser la chaux et, par tout l'univers, on admettrait sans conteste le rôle néfaste de la chaux dans la pathogénie de l'artériosclérose ! Comme nous sommes faciles à être induits en erreur, quand le hasard nous masque la vérité ! Mais à présent que le hasard nous est favorable

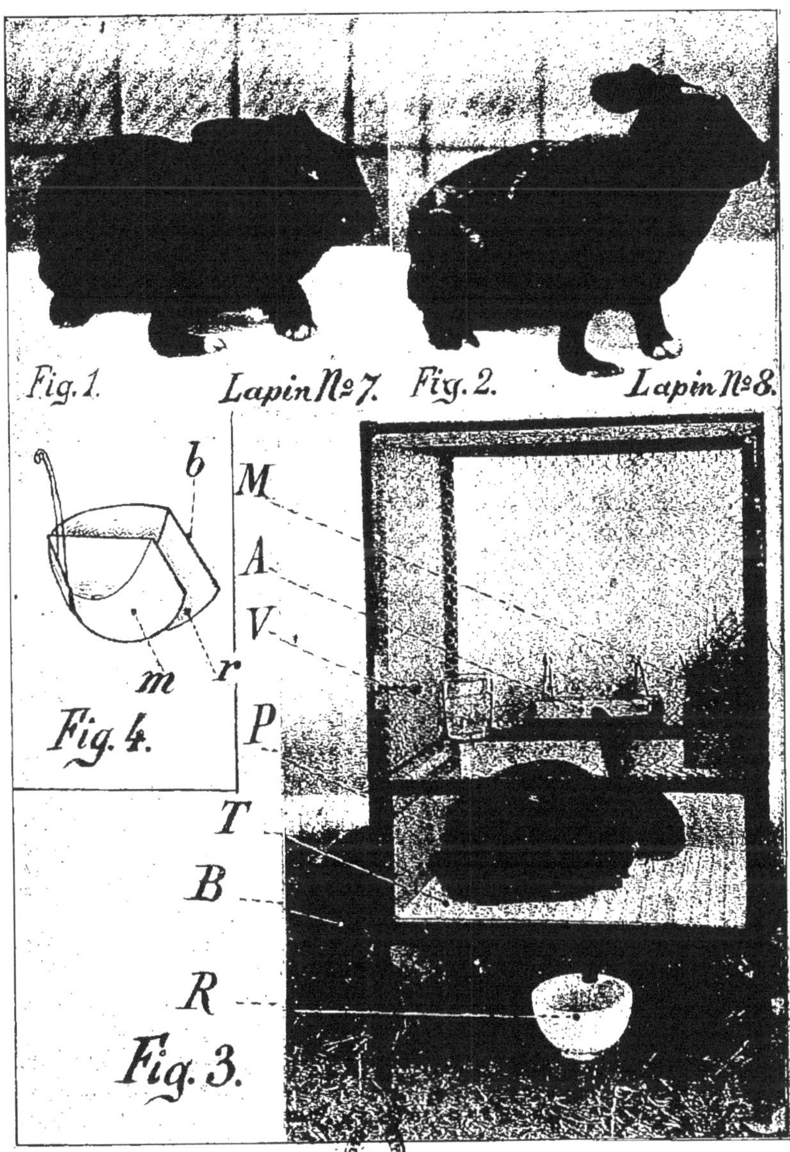

FIG. 1 et 2. Déformation des pattes due au CaCl² et à l'adrénaline associés (lapin n° 7) et au CaCl² seul (lapin n° 8). — FIG. 3. Cage spéciale pour recueillir les excréments. Tous les récipients pour les aliments : mangeoire M, auge à double bord A, verre V, sont élevés du sol. La mangeoire B a été condamnée par la planche P. La tôle émaillée T percée de trous, laisse l'urine s'écouler dans le récipient R. — FIG. 4. Coupe schématique de l'auge A, montrant la rainure r créée par le double bord b, autour du milieu de l'auge m.

et nous montre, par l'expérience séculaire, l'innocuité du régime lacto-végétarien, malgré sa richesse en chaux, ne faut-il pas que nous ayons un bandeau sur les yeux pour prescrire aux artérioscléreux un régime décalcifié à base de viande et de poisson et pour leur interdire les légumes et le lait ? Tel est cependant le régime de Rumpf qui a été lancé il y a une dizaine d'années ; reposant en équilibre instable sur quelques interprétations d'expériences de laboratoire, ce régime a réussi à prendre une solide implantation sur le terrain de la thérapeutique. Heureusement que les malades supportent très mal ce régime. Klemperer de Berlin a déjà attiré l'attention sur la facilité avec laquelle les artérioscléreux supportent le lait, malgré sa richesse en chaux ; von Noorden (1) a remarqué combien le régime de Rumpf était funeste aux scléreux ; Romberg est du même avis. Malgré cela le préjugé persiste ; rien n'est aussi facile à faire pousser et aussi difficile à déraciner que l'erreur. Appuyée sur un principe biologique non démontré, la décalcification des artérioscléreux n'a rien donné avec le régime de Rumpf : on n'avait qu'à l'abandonner. Mais non, on le modifie, on ajoute des décalcifiants : de l'acide lactique, des acides minéraux, des sels acides. On prend une arme dangereuse, à double tranchant, dont on ne connaît pas l'action. Si les acides, comme nous le verrons plus loin, sont réellement décalcifiants, ils peuvent l'être en dissolvant la chaux osseuse et en la lançant dans la circulation, ce qui peut avoir les effets les plus fâcheux.

1. Klemperer et von Noorden, 21e Congr. de méd. int, Leipz. avr, 04.

Pendant qu'on joue avec les décalcifiants, pourquoi ne pas employer le $CaCl^2$ ou l'adrénaline qui produisent une forte décalcification ?

Conclusions. — L'interdiction de la chaux aux artérioscléreux ne repose sur aucun principe biologique. Elle n'amène pas de modification de la chaux des tissus ; elle ne peut avoir d'influence que sur le squelette qui n'est pas sursaturé de chaux, mais qui est au contraire moins riche en Ca chez les scléreux que chez les autres sujets. En pratiqne, l'application de cette interdiction est funeste aux artérioscléreux, parce qu'elle entraîne avec elle l'institution du régime carné et l'exclusion du régime lacto-végétarien. Quant à l'emploi des substances décalcifiantes, il doit être très suspect ; car toutes les causes des lésions artérioscléreuses s'accompagnent de décalcification et de surélimination de la chaux.

CHAPITRE IV

RAPPORT DE LA CHAUX AVEC D'AUTRES ETATS PATHOLOGIQUES

1° **Tuberculose.** — Les tuberculeux sont généralement considérés comme des hypocalcifiés ; cela est vrai si l'on entend par là que leur système osseux est hypocalcifié ; mais lé sang et les tissus mous ont la même composition que chez les autres sujets. L'opposition entre le terrain tuberculeux, dit hypocalcifié, et le terrain athritique, dit surcalcifié, ne pouvait manquer de frapper l'esprit des cliniciens. En effet le tuberculeux a des dents friables, ses os sont minces et leur teneur en chaux est faible (1) ; il ne fait pas de calcifications locales ; s'il guérit son mal, c'est en calcifiant ses tubercules. L'artérioscléreux est saturé de chaux : ses vaisseaux en sont pénétrés : aussi dès que l'infection menace, est-elle conjurée, la chaux s'opposant à la formation des tubercules, ou les emmurant dès leur formation ; en pratique les artérioscléreux sont rarement tuberculeux. Telle est la théorie ; elle vraie en clinique, mais son explication n'est pas aussi simple qu'elle le paraît. D'abord l'artérioscléreux n'est pas un hypercalcifié : s'il présente des calcifications locales, ses milieux ont la même teneur en chaux que ceux du tuberculeux ; mais son squelette est en dissolution et c'est probablement pour cela que la chaux osseuse, continuellement dissoute et renouvelée dans le sang, peut favoriser les calcifications. Si le tuberculeux décalcifie son squelette, il devrait aussi déverser continuellement de la chaux naissante dans les tissus et favoriser les calcifications locales. Pour élucider la question et savoir si c'est réellement par manque de chaux que le tuberculeux est tuberculeux, il serait utile de savoir comment se fait chez lui l'échange de la chaux.

Elimination de la chaux dans la tuberculose. — Dans la tuberculose pulmonaire chronique, SENATOR (2) trouva

---

1. L'os normal contient 13,6 °/₀ d'eau ; BENEKE a trouvé 38,8 °/o dans la tuberculose et 64,4 °/o dans la scrofule, sans lésions osseuses.

2. SENATOR, Cbl. f. d. med. Wiss. 1877.

d'une façon constante une surélimination de chaux
par l'urine. SCHETELIG (1) estime que cette surélimination n'existe pas et qu'elle est tout à fait invraisembla-
ble. SENATOR insiste sur ce fait que cette forte élimination ne coïncide pas avec une abondante ingestion
ou absorption ; il pense que l'excès de chaux urinaire
vient du poumon. KUSSMAUL et SCHMIDT (2) ont en effet
démontré que le poumon tuberculeux (3) pouvait contenir le double de la chaux d'un poumon normal. Il est
bien plus rationnel de penser que l'excès de chaux éliminée (si toutefois il y a un excès) provient du squelette.
ORTH et LITTEN (4) ont remarqué dans la tuberculose
pulmonaire une transformation de la moelle jaune
des os longs en moelle rouge hyperémiée : il en résulte
sans doute des acides qui dissolvent la chaux osseuse
et provoquent son élimination (NEUBAUER).

Nous avons analysé pendant plusieurs jours les
urines de 5 tuberculeuses du service de M. le professeur SPILLMANN, voici les moyennes que nous avons
trouvées (rappelons qu'à l'état normal l'élimination
urinaire est de 0 gr. 300 pour un adulte de 65 kilos).

---

1. SCHETELIG, Virch. Arch. 1880-82, p. 452.
2. Arch. f. kl. med. M. II.
3. Le poumon tuberculeux contiendrait ainsi 0 gr. 800 de CaO
de plus qu'un autre poumon : si cette faible mine devait augmenter l'élimination urinaire, elle serait épuisée dans une semaine.
(V. pl. ht. IIe Partie Chap. I).
4. ORTH et LITTEN, Berl. kl. Woch, 1877, 51.

Observations	Quantité d'urine	CaO	Densité
N° 1. 16 ans, début d'une tuberc. à marche assez rapide.	1500	0 gr. 220	1013
N° 2. 19 ans, 2ᵉ période d'une tuberc. à évolution rapide.	1000	0 gr. 180	1013
N° 3. 35 ans, 2ᵉ pér. d'une tub. à marche lente, datant de 2 ans.	1200	0 gr. 210	1014
N° 4. 44 ans, tub. à évol. très lente, datant de 6 ans.	1200	0 gr. 230	1024
N° 5. 21 ans. tub. à marche très rap., 1 semaine avant le décès.	500	0 gr. 030	1022

Dans la tuberculose sénile n'évoluant pas, nous avons trouvé des chiffres variant entre 0 gr. 080 et 0 gr. 120 pour 1100 cc. Chez le vieillard bien constitué, même artérioscléreux, l'élimination est beaucoup plus élevée : 0 gr. 230 dans 1100 cc. (V. IIᵉ partie, Ch. VI). Il semble donc que l'élimination urinaire de la chaux soit assez forte au début, sans qu'on puisse la qualifier de véritable surélimination. Dans la dernière période, la chaux diminue.

Chez le vieillard tuberculeux, l'élimination de la chaux se comporte comme chez le vieillard affaibli ou cachectisé pour une autre cause. Toralbo (1) estime également que la chaux augmente dans l'urine au début de la tuberculose et diminue vers la fin. De Renzi (2) attribue les variations aux modifications de l'ingestion. L'élimination fécale est bien plus importante pour

---

1. Toralbo, Cbl. f. kl. med., 1890, I, p. 19.
2. de Renzi, v-H, Jber. 1873, II, p. 71.

la chaux que l'élimination rénale (1), mais dans aucune expérience nous ne possédons ces chiffres. Or si les auteurs n'arrivent pas à s'entendre sur l'élimination urinaire qui est cependant plus constante pour la chaux que pour n'importe quelle substance minérale, comment l'accord se ferait-il sur la chaux fécale qui non seulement suit toutes les variations du régime, mais encore dont il est extrèmement difficile de savoir la part qui revient à la chaux éliminée par l'intestin et à celle qui n'est pas absorbée.

Calcification ou décalcification dans la tuberculose. — Le tuberculeux et le prétuberculeux ingèrent à peu près autant de chaux qu'un être normal. Comment se fait-il qu'ils n'en fixent pas suffisamment sur leur squelette ? Est-ce manque d'assimilation ou excès de désassimilation ? Pourquoi la chaux ne serait-elle pas assimilée ? Quel est le rapport de causse à effet qui relie la décalcification hypothétique à la pathogénie et à l'évolution de la tuberculose? Nous n'aurons jamais le dernier mot dans la résolution des questions d'assimilation, puisqu'il est même impossible d'être exactement renseigné sur les questions grossières et palpables de l'élimination ; nous sommes forcés, pour expliquer les faits, de nous lancer dans l'inconnu, d'invoquer une déviation de la nutrition, une perturbation des fonctions vitales. La question n'est de loin pas aussi simple qu'elle le paraît à en juger par l'affirmation avec laquelle on pose les indications thérapeutiques : le tuberculeux est un dé-

---

1. V. pl. ht. IIe partie, chap. VI, élim. féc.

minéralisé, donnons lui donc des phosphates de chaux !
Sans doute la tuberculose paraît provenir de la déchéance organique, dès que les tissus ne sont plus pro-
tégés par une assimilation calcaire, magnésienne, iodée
suffisante (1). Mais ce manque d'assimilation calcaire
n'est sans doute pas primitif, il est dû à un mauvais
terrain, à une cause plus générale, et c'est celle-là qu'il
faudrait connaître et combattre.

L'ingestion des sels en nature peut avoir des effets
tout à fait opposés à ceux que l'on veut obtenir. Nous
avons montré combien on ferait fausse route, par exemple, si pour calcifier un organisme, on lui donnait
du $CaCl^2$ et peut être aussi du sulfate de chaux. Nous
donnons couramment des phosphates aux tuberculeux
pour les reminéraliser ; or c'est précisément aux phosphates, qu'ont recours les auteurs qui essayent de décalcifier les artérioscléreux. Il est vraiment regrettable
que l'on cherche à bâtir immédiatement un édifice
thérapeutique sur des principes biologiques alors que
ceux-ci sont encore obscurs, non démontrés et quelquefois faux. Les empiriques du moyen âge, dont les
remèdes avaient souvent pour eux le bon sens et l'expérience de plusieurs siècles, étaient parfois plus près
de la vérité que ceux qui formulent des préceptes thérapeutiques appuyés uniquement sur quelques expériences de laboratoire ; la plupart de ces remèdes
vivent l'espace d'un matin, non sans faire quelques
victimes pendant leur courte apparition. La question
de la reminéralisation des tuberculeux est encore bien

---

1. Gautier, Alimentat. et rég. p. 417.

nuageuse ; elle mériterait d'être bien connue, surtout si l'on veut s'en servir de base en thérapeutique.

2° **Rachitisme**. — Nous nous bornerons aux relations entre la chaux et le rachitisme.

a. *Le rachitisme paraît dû à un apport insuffisant de sels calciques*. — On le remarque en effet à l'âge où les os ont le plus besoin de chaux et il frappe de préférence les os dont l'accroissement est le plus rapide (os longs) et dans la région où l'accroissement s'opère (près des cartilages de conjugaison). Les expériences de HAUBNER (1) nous apprennent que des animaux nourris avec des aliments pauvres en chaux deviennent rachitiques. VOIT (2) a observé le rachitisme chez de jeunes chiens nourris exclusivement de graisse et de viande pauvre en chaux.

b. *Le rachitisme paraît dû à une assimilation insuffisante de la chaux*. — Cependant on observe le rachitisme surtout chez les enfants nourris au lait de vache qui renferme pourtant 5 fois plus de chaux que le lait de femme. SEEMANN (3) pense que c'est par suite d'une absorption défectueuse ; il a fait de nombreuses analyses et il a trouvé, dans toutes les formes de rachitisme, une forte diminution de la chaux urinaire ; il considère donc comme inadmissible que la chaux du squelette soit dissoute par des acides ; il dénie aussi à l'acide lactique un rôle dans la pathogénie du rachitisme. L'insuffisance de l'absorption serait due d'après SEEMANN à un défaut d'acide chlorhydrique ou de chlo-

---

1. HAUBNER, Jber. d. Dresd. Ges. f. Heilk. 1877.
2. Zeitschr. f. Biol., T. 16, p. 62.
3. SEEMANN, Virch. Arch., T. 77, p.299 et Ztschr. f. kl. M. V. p.152.

rures dans l'estomac. L'excrétion de la chaux urinaire augmente pendant la convalescence. Les travaux de Baginski (1) confirment ceux de Seemann; il a observé outre la diminution urinaire de la chaux, une augmentation très sensible de la chaux fécale.

c. *Le rachitisme est indépendant de la calcification.* — Mais plus récemment Rudel (2) a observé que la chaux urinaire n'était nullement diminuée chez les enfants rachitiques; au contraire, l'élimination était assez parallèle à l'ingestion, augmentant avec elle et pouvant atteindre l'élimination calcique d'un enfant normal. De quel côté faut-il se ranger dans ce chaos d'opinions ou plutôt de faits contradictoires ? Munk et Ewald (3) estiment qu'il n'est nullement démontré qu'il existe une relation entre le rachitisme et une absorption insuffisante ou un manque de chaux dans les aliments.

La confusion des auteurs vient probablement de ce fait, qu'ils ont pris pour du rachitisme toute lésion macroscopique de l'os se manifestant par du ramollissement ou de la déformation. Or il résulte des recherches de MM. Haushalter et L. Spillmann (4) et ces recherches sont d'accord avec tous les faits cliniques que le rachitisme est une altération organique du tissu osseux avec caractère inflammatoire. Le rachitisme se manifeste par des lésions macroscopiques et histologiques qu'on ne trouve pas dans les décalcifi-

---

1. Baginski, Arch.Dub.Raym.1881,p.357 et Virch.Arch.87,p.302.

5. Rudel, Arch. f. exp. Path. u. Phys. T. 33, p. 90.

6. Munk et Ewald, Alim. de l'homme norm. 1897, p. 96.

7. L. Spillmann, Le Rachitisme, Carré Paris, 1900.

cations osseuses dues à une autre cause que le rachitisme. Le rôle des troubles chimiques ou de l'insuffisant apport calcaire est donc secondaire. Il est certain qu'en présence de l'infection causale du rachitisme, le manque de sels de chaux peut avoir une influence adjuvante. Mais l'ingestion de sels de chaux en abondance n'empêcherait nullement le rachitisme d'évoluer. Ici, comme pour la tuberculose, la chaux ne joue pas un rôle aussi simple qu'on l'a d'abord pensé : ce n'est pas seulement un effort de surcalcification qu'il faut provoquer, il s'agit d'atteindre le processus inflammatoire dont la décalcification n'est qu'une conséquence.

3° **Ostéomalacie**. — Cette affection survient d'habitude à l'âge moyen de la vie, donc après l'achèvement de l'ossification. Sa pathogénie ne semble pas plus en rapport avec un insuffisant apport de chaux que la calcification sénile ou athéromateuse n'est en rapport avec un excès de chaux ingérée. La relation entre l'ostéomalacie et la vie génitale de la femme, grossesse et allaitement, est manifeste. On pourrait penser que les pertes de chaux destinées au fœtus et à son lait soient la cause de cette décalcification, mais c'est peu probable, car la gravité de l'ostéomalacie serait en rapport avec le nombre des enfants et il n'y aurait pas de raison de voir la maladie évoluer dans la suite en dehors de toute grossesse. La chaux, ici comme ailleurs, n'est pas une cause, c'est un instrument : la pathogénie de l'ostéomalacie réside dans un trouble de la nutrition dû à une perversion de l'innervation ou d'une sécrétion interne. La fabrication de chaux pour le développement du fœtus peut être le point de départ d'une désassimilation de chaux maternelle qui, au lieu de s'arrêter quand la chaux ne doit plus être fournie à l'enfant, continue par le fait même qu'elle a été amorcée (1). Quel que soit le procédé par lequel l'ostéomalacie produit la dissolution osseuse : acide lactique (HEITZMANN), acide carbonique (RINDLEISCH et RANVIER), acide acétique (BOUCHARD, COMBY), la chaux n'est pour rien dans la pathogénie de cette affection. En ce qui concerne l'élimination urinaire de la chaux pendant l'ostéomalacie, les opinions sont divergentes : GERSTER (2) et WAGNER (3) ont surtout trouvé une augmentation ; SCHMUTZIGER (4) a signalé une diminution. LEUBE (5) a observé des valeurs très faibles et très fortes dont il attribue les oscillations à des variations du processus ostéolytique. L'os ostéomalacique est manifestement hypocalcifié ; la diminution porte non seulement sur la chaux, mais encore sur la graisse et les substances azotées. La densité de l'os qui est normalement de 1,9 peut descendre à 0,7 ; cette diminution peut influencer très sensiblement la densité du corps : témoin la malade de SAILLANT, que deux personnes devaient maintenir dans son bain pour l'empêcher de surnager.

---

1. On a remarqué des troubles analogues avec la thyroïdine qui, ingérée pendant quelques jours seulement, a produit des symptômes basedowiens. Puis après la cessation de la médication, la maladie de BASEDOW a continué à évoluer avec sa fatalité inéluctable. La glande a été modifiée dans sa fonction et la perturbation demeure.

2. GERSTER, Griesing. Arch. 1847, VI, 2, p. 124.

3. WAGNER, Wien, med. Presse, 1840, 6, p. 224.

4. SCHMUTZIGER, Cbl. f. med. Wiss. 1875, p. 948.

5. SALKOWSKI et LEUBE, « Lehre d. Harn », 1882, p. 536.

A côté de l'ostéomalacie vraie, maladie en somme rare et évoluant quels que soient les essais de surcalcification, il existe des formes frustes (1) se manifestant simplement par une moindre résistance de l'os, par la friabilité des dents et la diminution de la densité, sans symptômes généraux; FERRIER appelle cette affection : *ostéocie*. La privation de la chaux alimentaire semble avoir ici un rôle, comme le prouve la guérison complète, quand la chaux est fournie en abondance pendant plusieurs mois, surtout à l'état de bicarbonate dans l'eau potable. L'ostéocie n'a qu'un symptôme de commun avec l'ostéomalacie, c'est la raréfaction osseuse ; mais elle en diffère par l'étiologie, la pathogénie, l'évolution et le pronostic. Tout porte à croire que l'ostéocie soit une affection toute différente de l'ostéomalacie, et non un degré ou une forme fruste de la même maladie.

4° **Le myxœdème.** — La glande thyroïde a un rôle considérable dans le métabolisme du Ca : nous devrons trouver dans le myxœdème les résultats de *l'insuffisance de ce rôle.* Des faits bien établis nous mènent ici à des conclusions en apparence bizarres et paradoxales ; ils nous montrent le corps thyroïde tantôt comme un agent calcifiant, tantôt comme une sauvegarde contre l'artériosclérose.

a. **Action calcifiante du corps thyroïde.** — Cette action est prouvée par ce qui se passe dans le myxœdème naturel ou expérimental (2); l'absence de sécrétion

---

1. BOUCHARD, Mal. par ralent. de la nutr., p. 52.
2. P. JEANDELIZE, Insuff. thyr. et parath. Th. de Nancy, 1902.

thyroïdienne se traduit par la petitesse du squelette, la faible calcification des os (Hofmeister, Eiselsberg, Hanau) et la persistance des cartilages épiphysaires (Marfan, Jeandelize, Guinon). La thyroïde semble donc présider à la calcification du squelette. Le suc thyroïdien semble activer le développement du cal et la consolidation des fractures (G. Gautier de Charolles, Hanau), il réveille et active l'accroissement, tant que l'ossification du squelette n'est pas achevée. L'extrait de thyroïde réussit dans des affections (hémophilie, hématurie d'origine prostatique), où les sels de Ca représentent un médicament de premier ordre. Il résulte des recherches de Parhon et Uréchie (1) que les sels de Ca réussissent bien dans certaines dermatoses en rapport avec l'arthritisme, telles que l'eczéma, l'urticaire, le prurit essentiel, et c'est précisément dans ces affections que le traitement thyroïdien s'est montré souverain (2). H. de Rotschild, L. Lévi, Senator, Moraczenski, etc., croient même que l'assimilation du Ca est régie par la fonction thyroïdienne. Silvestri a montré par des dosages de la chaux fécale et urinaire (mais sans doser rigoureusement la chaux ingérée) que l'opothérapie thyroïdienne provoque une diminution de l'élimination, donc une rétention de la chaux (3). La parathyroïdectomie provoque des accès de tétanie qui cèdent à l'administration de sels de chaux (Parhon et Uréchie).

---

1. Soc. de Biol., 1907, p. 457.
2. Papinian, Presse méd. n° 1, 1905.
3. Gaz. degli Osped. della cl. 25 août 1907.

b. **Action anti-athéromatisante du corps thyroïde.** — Dans l'insuffisance thyroïdienne spontanée, l'athérome aortique a été fréquemment constaté (1). MM. Haus-halter et Jeandelize rapportent particulièrement le cas d'une enfant myxœdémateuse âgée de 13 ans, à l'autopsie de laquelle on constata des plaques athéro-mateuses très nettes, se propageant depuis la crosse de l'aorte dans le tronc brachio-céphalique et les carotides primitives. A part le calibre, l'aorte ressem-blait à celle d'un vieillard artérioscléreux. Les recher-ches de Lancereaux et Paulesco, G. Gauthier, Lévi et Rothchild, Parhon et Goldstein tendent à faire considérer l'arthritisme, c'est-à-dire la cause la plus importante de l'artériosclérose, comme une consé-quence de l'hypothyroïdisme. Dans le même sens, nous avons les expériences de Byron, Bramwell, Pospelow, Netter, Petrini, Heiberg, qui montrent le succès du traitement thyroïdien dans des dermato-ses en rapport avec l'arthritisme. MM. G. Etienne, et J. Parisot ont réussi à entraver l'évolution de l'athé-rome expérimental, en donnant aux lapins de la thy-roïdine. Cette action est d'autant plus démonstrative que, dans les mêmes conditions, ces auteurs ont obtenu une exagération des lésions, en employant l'iodure de potassium ou l'iodipine à la place de la thyroïdine ; ici encore la thyroïde manifeste son action anti-athéroma-tisante. Les expériences précitées s'accordent diffici-lement, comme le fait remarquer M. Jeandelize, avec celles de Lortat-Jacob et Sabareanu qui ont observé

---

1. Marfan, Guinon, Bourneville, Eiselsberg, cités par Haush. et Jeandelize, Soc. de biol. 19 nov. 1904.

que la thyroïdectomie mettait un obstacle à l'évolution de l'athérome expérimental (1). Il est vrai que l'opération par elle-même modifie profondément la vie et la nutrition de l'animal; et son action est assez complexe.

L'explication de l'action athéromatisante de l'insuffisance thyroïdienne se trouve peut-être dans une influence toxique que le corps thyroïde aurait pour mission d'empêcher (2). Il est moins probable que la tension artérielle joue un rôle capital ; quoique la majorité des auteurs insistent sur l'action vaso-dilatatrice et hypotensive de la glande thyroïde, l'insuffisance thyroïdienne ne se traduit pas forcément par de l'hypertension. Des recherhes de MUGGIA et de deux observations de P. JEANDELIZE il résulte en effet que, dans le myxœdème, la pression artérielle peut être évidemment diminuée.

C. **Incompatibilité apparente entre le rôle calcifiant et le rôle anti-athéromatisant du corps thyroïde.** — La coexistence de ces deux rôles est paradoxale et il semble bien que l'on doive rejeter l'un ou l'autre. D'après les théories actuellement en cours, la calcification et l'artériosclérose marchent de pair : les artérioscléreux sont des hypercalcifiés et toutes les causes capables d'augmenter la calcification favorisent le développement de l'artériosclérose. Que le corps thyroïde avec son pouvoir calcifiant se montre indifférent vis-à-vis de l'artériosclérose, c'est déjà bien extraordinaire ; mais qu'il soit indiqué comme un remède contre l'arthritisme et

---

1. LORTAT-JACOB, Soc. de biol. 19 nov. 1904.
2. HAUSHALTER et JEANDELIZE, loc. c. p. 755.

que son absence soit une cause d'artériosclérose, n'est-ce pas là un fait insoutenable ? C'est cependant la réalité ; et nous sommes heureux de trouver ici une confirmation du résultat auquel nous ont conduit nos expériences sur les rapports entre la chaux et l'athérome. Nous avons vu en effet que l'artériosclérose est tout à fait indépendante de la surcalcification de l'organisme, que les tissus mous sont également calcifiés chez tous les sujets, et que le squelette traduit seul l'hypercalcification ou l'hypocalcification. L'athérome expérimental s'accompagne de perte de chaux ; les artérioscléreux et les vieillards scléreux sont des hypocalcifiés. En général toutes les causes athéromatisantes s'accompagnent de fusion osseuse et de décalcification. Le myxœdème, avec ses deux fonctions paradoxales, rentre donc dans la règle générale. L'absence de corps thyroïde est une cause d'athérome : s'il y a en même temps atrophie du squelette, non ossification des cartilages épiphysaires et décalcification énergique, cela nous permet de supposer que la cause athéromatisante créée par l'insuffisance thyroïdienne est très efficace. Nous avons, en effet, constaté dans nos expériences antérieures que, dans l'athérome artificiel, la décalcification était d'autant plus intense que la cause athéromatisante et les lésions étaient plus graves.

5° **Affections** où le rôle de la chaux est moins important. — Dans les maladies osseuses et articulaires, l'excrétion urinaire de la chaux est en général augmentée : dans les tumeurs blanches, SABOROW trouva 0 gr. 350 à 0 gr. 380, au lieu de 0 gr. 210 à 0 gr. 310. RATHERY et LELOIR ont décrit un cas d'hyperostose diffuse où l'élimination urinaire a gardé pendant 5 ans une moyenne de 0 gr. 852. Dans les maladies fébriles, l'élimination calcique urinaire est. fortement diminuée (1). Zulze:ı (Harnanalyse p. 127) constata dans le rhumatisme articulaire aigu : 0,040, et dans l'érysipèle : 0,070. D'après Maragliano (2) les phosphates et chlorures de Ca et de Mg sont très diminués dans la variole et manquent totalement dans les cas graves. De même Schetelig. (3) observa quelquefois une valeur nulle de chaux dans l'acmé de la fièvre typhoïde. La cause de cette diminution se trouve probablement dans la défectuosité de la fonction digestive. Pendant la convalescence des maladies fébriles, l'élimination calcique monte rapidement, mais sans dépasser beaucoup la normale. La chaux et les phosphates disparaissent presque totalement de l'urine dans l'atrophie jaune aiguë du foie (4), dans l'ictère grave, dans la leucémie splénique (5). On observe une augmentation de l'élimination calcique urinaire dans le néoplasme du foie (Toralbo), dans le saturnisme, la chylurie, l'hémoglobinurie, dans le scorbut (l. c., p. 126) : dans le diabète sucré, l'élimination peut être 10 fois plus forte que normalement (Toralbo et Neubauer).

---

1. Beneke, Path. d. Stoffw, p. 355, et Senator, Cbl. f. m. W. 1867, p. 389.

2. Mariaglano, Jber. d. Thierch. 1872, p. 170.

3. Schetelig, Virc h. Arch, T. 82, p. 437.

4. Frerich, Leberkr. I. Obs. 15.

5. Toralbo, Cbl. f. kl.Med., 1890, I. p. 19.

CHAPITRE V

MODIFICATION DES ECHANGES
DE LA CHAUX SOUS L'INFLUENCE DE QUELQUES
AGENTS ARTIFICIELS

1° **Action des sels de chaux.** — Certains sels de chaux, contrairement à ce qui se passe pour les phosphates, sont très bien absorbés et assimilés à l'état minéral (V. pl. ht. IIe Partie,Ch. III et IV, absorption et assimilation). On peut donc avoir recours à ces sels de chaux pour suppléer à l'insuffisance calcique alimentaire, s'il y lieu. Mais la nature du sel de chaux peut avoir une importance considérable : la chaux sera toujours absorbée, pendant que l'acide gardera son action propre tout à fait indépendante de la chaux. FERRIER a déjà montré que les eaux riches en sulfate de chaux provoquaient plutôt une hypocalcification chez ceux qui en font usage. Nos expériences sur le $CaCl_2$ (V. pl. ht. III Partie, Ch. IIIe) démontrent que ce sel provoque une forte décalcification de l'organisme. On serait donc bien mal inspiré, en voulant suppléer au défaut alimentaire de chaux par un excès de ces deux sels solubles : chlorures ou sulfates. Que le $CaCl_2$ agisse comme hypertenseur, comme diurétique ou comme substance toxique, son action existe, quoique pour l'expliquer on en soit réduit aux hypothèses.

On donne couramment aux scrofuleux et aux lymphatiques du phosphate de chaux, alors qu'on ne sait pas du tout si, par ce moyen, on les calcifie ou si on les décalcifie. Il est prouvé que les phosphates minéraux ne sont assimilés à aucun dégré (1). Les phosphates minéraux ingérés sont donc éliminés. Or, de même que le chlore en s'éliminant entraîne la soude et la potasse, de même l'acide phosphorique entraîne la chaux et la magnésie (GAUBE). Le phosphate de chaux ingéré enlève, d'après cela, autant de chaux qu'il en amène, et le résultat est nul. Mais si l'on donne du phosphate de soude ou de potasse, il se produit peut-être une élimination de chaux sans ingestion, et le résultat pourra être diamétralement opposé à celui qu'on visait. L'élimination de la chaux à l'état de phosphate se fait presqu'entièrement par les feces et, jusqu'à présent, on ne s'en est pas beaucoup préoccupé. D'ailleurs FERRIER dans ses essais de décalcification des artérioscléreux, propose comme excellent décalcifiant les phosphates acides.

Dans ces dernières années, on a fait de nombreux travaux sur le glycéro-phosphate de Ca (2); il en résulte que ces produits exercent une action puissante sur la nutrition des organes, une accélération des échanges azotés, sans l'influence appréciable sur la formation d'acide urique : on n'a jamais observé ni démontré que l'ossification ait été directement influencée par eux.La principale indication des glycéro-phosphates est la dépression nerveuse : nul doute que le squelette des

---

1. MARTINET, Les médic. usuels, p. 119.
2. A. ROBIN, Ac. de méd. 24 avr. 94 ; et Bull. gén. thér. 1895, T. 120, p. 385, 433.

scrofuleux et des prétuberculeux ne profite indirectement de cette action stimulante, mais s'ils veulent une source de chaux, ils doivent la chercher ailleurs.

Tout organisme est adapté à son milieu et, c'est dans ce milieu qu'il doit chercher les produits naturels destinés à son développement ; s'il veut de la chaux minérale, qu'il la prenne telle que les bonnes eaux potables la lui offrent, c'est-à-dire sous forme de carbonates ou de bicarbonates. Le peu que nous savons des transformations subies par les sels ingérés, pour arriver à l'assimilation, tend à faire admettre que la forme de bicarbonate soluble est celle qui convient le mieux au milieu sanguin. L'expérience prouve que les eaux bicarbonatées calciques suppléent parfaitement à l'insuffisant apport de chaux alimentaire.

D'autre part tous les pédiâtres ont obtenu, en clinique infantile, des résultats très probants dans les retards de croissance par les décoctions de céréales. Si la minéralisation alimentaire est insuffisante, on peut chercher le complément dans les décoctions de végétaux. Comme ces décoctions exigent 4 heures d'ébullition et ne se conservent pas très longtemps, l'industrie fournit des extraits secs de ces décoctions. Mais il est impossible que les produits spécialisés vendus soient réellement ce qu'ils ont la prétention d'être. En effet, pour obtenir 100 gr. de sels de chaux avec des céréales, il faut en traiter environ 50 kilos et dépenser une grande quantité de temps et de combustible, tant pour la décoction que pour l'évaporation ; sachant d'autre part, que dans les prix de vente, la valeur de la spécialité est d'environ 1/10, les 9/10 qui restent servant à payer la publicité et les intermédiaires, on jugera de la confiance que l'on peut avoir dans les extraits pulvérulents des céréales.

En résumé il n'y a qu'une façon de faire de la minéralisation efficace aux scrofuleux et aux hypocalcifiés, c'est de leur donner, outre leur alimentation naturelle, des eaux calcaires bicarbonatées et de bonnes décoctions végétales.

2° **Manque des sels de chaux.** — C'est un préjugé de croire que la chaux est tou'ours fournie avec surabondance dès que le régime contient la ration nécessaire pour les autres substances. Nous avons montré plus haut (IIe Partie, chap. V) que la ration de chaux, quoiqu'elle soit faible, peut n'être pas atteinte, surtout chez les sujets n'ayant pas achevé la croissance et ne disposant pas d'une eau de boisson calcaire. Le sujet qui est en déficit calcaire n'est pas averti par les signes d'épuisement et d'affaiblissement nerveux que l'on constate dans le déficit phosphatique. Le squelette seul s'appauvrit en chaux et les tissus y trouvent ce que l'alimentation ne leur apporte pas. Les expériences de CHOSSAT, de HAUBNER, de VOIT, de BAGINSKI sur des animaux en croissance montrent que la privation de la chaux produit du ramollissement des os et des déformations analogues au rachitisme. Nous avons constaté sur nos animaux que, malgré des variations du taux calcaire des os, la teneur en chaux du sang et des tissus n'a pas été sensiblement modifiée. Chez les sujets à squelette hypocalcifié, on remarque habituellement une raréfaction du tissu dentaire, de la carie dentaire et une diminution de la densité du corps telle qu'elle est encore sensible en cas d'amaigrissement (Ferrier, Th. de Paris). Les hypocalcifiés sont de deux sortes : il y a d'abord ceux qui, par leurs conditions d'existence, ont été privés de la chaux indispensable ; ceux-là se corrigent rapidement dès que la chaux leur est apportée en suffisance. Il y a ensuite ceux qui, malgré une ingestion suffisante de chaux, n'arrivent pas à l'assimiler et à la fixer sur le squelette ; chez ceux-ci le remède est plus difficile, car il faudrait combattre la cause de la non-assimilation et cette cause nous échappe : mauvais terrain, déviation de la nutrition, manque d'une sécrétion interne, etc...; c'est pour cela que, chez ces malades, le traitement par la surcalcification ne réussit pas toujours, rien ne prouvant même qu'il soit indiqué (V. pl. ht. IIIe Partie, chap. VI, Tuberc.).

3° **Action de l'iodure.** — S'il existe deux diathèses diamétralement opposées, ce sont bien la scrofule ou le lymphatisme et l'arthritisme, et cependant l'iodure est également indiqué dans les deux ; il se montre comme un spécifique de premier ordre dans la scrofule ; dans l'arthritisme et l'artériosclérose la thérapeutique est bien impuissante, mais l'iodure est l'un des rares médicaments dont le règne n'ait pas été éphémère : il est encore la base du traitement préventif et curatif de l'artériosclérose, principale manifestation de l'arthritisme. Si l'iodure a une action quelconque sur la calcification, il est digne de remarque, et ce rapprochement n'a jamais été fait, qu'il est précisément administré dans deux états pathologiques qui diffèrent le plus nettement par la calcification, la scrofule étant le type du terrain déminéralisé et décalcifié, et l'artériosclérose paraissant due à la sursaturation des tissus et des humeurs par la chaux. C'est comme s'il existait un médicament pour faire grandir et un autre pour rapetisser, et que ce médicament fût précisément le même.

Ce rapprochement perd beaucoup de ce qu'il a de paradoxal, si l'on reconnaît que la calcification n'a pas, dans ces deux diathèses, l'importance qu'on lui attribue couramment. Car, d'une part, la calcification n'est pas la cause de la scrofule, c'en est une conséquence, et le traitement doit viser plutôt la cause que l'effet (V. pl. ht. Tuberc.); d'autre part, l'artériosclérose n'est une affection à surcalcification que parce que nous pouvons voir et palper la chaux dans la paroi artérielle; mais au fond l'artérioscléreux, le vieillard, le myxœdémateux, comme tous ceux qui font de l'athérome sont des hypocalcifiés (V. pl. ht. IIIe Partie, chap. II. Chaux et artériosclérose). Au point de vue calcaire, la scrofule et l'arthritisme ne sont donc pas tout à fait aux antipodes : et il se pourrait que l'iodure, même si son action était due uniquement à une modification du métabolisme calcique, puisse avoir son indication dans l'une et dans l'autre.

Mais l'iodure doit son action à d'autres effets sur lesquels nous n'avons pas à insister ici : vasodilatation, hypotension, modification des sécrétions, de la fluidité du sang, etc. Nous bornant à son action sur la fixation de la chaux, nous ne pourrions que répéter ce que nos expériences nous ont révélé (V. pl. ht. IIIe Partie, chap. III, Expér. III, IV et V), à savoir que l'iodure a peu d'action sur la rétention calcique; lorsqu'il est associé à l'adrénaline, il se manifeste par une élimination calcique légère ou douteuse; quand il est administré seul, il produit une élimination de chaux nette, mais faible. LOEPER et BOVERI (1) estiment que, donné à fortes doses à des artérioscléreux, l'iodure peut être dangereux parce qu'il produirait une élimination calcaire d'origine osseuse tellement énergique qu'il favoriserait par là les lésions de l'artériosclérose.

Cette remarque cadre avec la thèse que nous nous efforçons de soutenir : « *que les lésions athéromateuses s'accompagnent de décalcification squelettique, et que les causes adjuvantes de l'athérome sont d'autant plus pernicieuses que leur pouvoir décalcifiant est plus grand.* » Elle cadre aussi avec les expériences de MM. ETIENNE et J. PARISOT qui ont obtenu avec l'iodure et l'iodipine associés à l'adrénaline des lésions (placards ou anévrismes) plus graves qu'avec l'adrénaline seule.

Nous ne reviendrons pas sur l'iodothyrine (V. pl. ht. Myxœdème), ni sur le rapprochement à faire entre l'iode, substance décalcifiante, capable d'exagérer les lésions de l'athérome expérimental, et l'iodothyrine, substance calcifiante, capable d'enrayer ces mêmes lésions. Ce rapprochement nous prouve une fois de plus que le parallélisme entre l'artérioclérose et la calcification n'existe pas.

4° **Action du sérum de Trunecek.** — TRUNECEK avait cru réaliser un traitement pathogénique de l'ar-

---

1. Congr de méd. de Genève, 1908,

tériosclérose en établissant sa formule d'après des conceptions chimiques ; son but était de supprimer la cause du mal en alcalinisant le sang et de solubiliser ainsi le phosphate de chaux qui, dans l'artériosclérose, incrustait la paroi artérielle. De plus, il soutient que son sérum agit sur les fibres musculaires cardiaques et sur l'endothélium vasculaire dont il facilite la régénération (1). Nous avons essayé l'action du sérum de TRUNECEK sur des lapins (V. plus haut, IIIe Partie, Chap. III. Expér. XI) et nous n'avons pas remarqué qu'il possédât des propriétés de calcification ou de décalcification. D'autre part, L. LÉVI (2) a montré que les conceptions théoriques de TRUNECEK étaient erronées : néanmoins, il reconnaît que, dans la pratique, ce sérum n'est pas « une illusion thérapeutique de plus ", comme l'appelle HUCHARD, mais qu'il rend de réels services. Le sérum de TRUNECEK agit probablement par l'hypotension qu'il produit ; il a un effet très favorable sur les troubles subjectifs de l'artériosclérose : fourmillements, crampes, dyspnée, palpitations, oppression, anxiété précordiale, bourdonnements d'oreilles (3) ; mais il reste sans action sur les lésions vasculaires. Le sérum de TRUNECEK n'est donc pas un décalcifiant. Le point intéressant c'est que l'auteur espérait produire la décalcification en alcalinisant le sang, alors que d'autres n'ont rien cherché de mieux que le contraire.

5⁰ **Action des acides et des alcalins sur la réten-**

---

1. TRUNECEK, Sem. méd., 24 avril 1901.
2. Gaz. hebd. de méd. et de chir., 6 octobre 1901.
3. SILVESTRI, Sem. méd., 1904, p. 326.

tion de la chaux. — A maintes reprises nous avons insisté sur la tendance qu'ont les auteurs modernes à considérer les artérioscléreux comme sursaturés et encombrés de chaux : l'artériosclérose serait une maladie par encombrement, comme l'uricémie ou encombrement par l'acide urique chez les goutteux, comme la phosphypostase ou encombrement par les phosphates alcalino-terreux (BOUCHARDAT). Nous ne reviendrons pas sur la réfutation de cette conception (V. plus haut, IIIe Partie, Chap. I et II), qui a servi de point de départ au traitement de l'artériosclérose par les substances décalcifiantes.

A supposer qu'il y ait indication à décalcifier les candidats à l'artériosclérose, voyons quelle est la méthode de décalcification ; elle consiste dans l'administration d'acides minéraux et organiques (FERRIER), de sels acides, de sulfates de Ca, Na, Mg, de fruits acides (oranges, citrons), de soufre lavé (YVON). La chaux soluble dans les acides est éliminée et les symptômes de l'artériosclérose disparaissent. La décalcification sous l'influence des acides paraît si évidente qu'on ne l'a jamais mise en doute. On a reproché à la méthode de produire des troubles gastro-intestinaux ; on s'en est même méfié parce qu'elle pourrait, en décalcifiant le squelette trop rapidement, inonder les tissus de chaux. Mais pourquoi n'a-t-on jamais mis en doute le principe lui-même de la décalcification par les acides ? Paraît-il si naturel qu'il n'exige pas de preuves ? Nous avons essayé de le confirmer par une expérience que nous exposerons dans un instant.

Comme la décalcification ne s'est pas montrée aussi

évidente qu'on aurait pu s'y attendre, nous avons examiné sur quelles preuves théoriques s'appuyait ce
dogme si simple et si incontesté qu'il suffisait d'ingérer des acides pour se débarrasser de sa chaux. Pour
base de ce dogme, nous n'avons trouvé que des contra-
dictions et les incohérences sont telles qu'il est impossible de dire auxquels des deux il faut avoir recours
pour décalcifier, des acides ou des alcalins. Quelle est
la réaction du milieu intérieur? Est-il alcalin ou
acide? Comment peut-on modifier cette réaction?
Dans quel milieu la chaux est-elle le plus soluble?
La solubilité de la chaux a-t-elle pour conséquence
son élimination? Les acides provoquent-ils expérimentalement une élimination de la chaux? Ces questions devraient être résolues toutes sans exception
avant qu'on parle de procédés de décalcification. Nous
allons montrer qu'il n'en est rien et que partout nous
en sommes réduits à des hypothèses contradictoires.

a. **Quelle est la réaction du milieu intérieur ?** —
Le sang a une réaction *alcaline*, mais cette réaction
est due à des sels *acides*, phosphates neutres et bicarbonates. Chimiquement acide, le sang est alcalin au
tournesol. D'après la théorie classique (1), l'acidité du
sang est relevée par la désassimilation des matières
albuminoïdes, dont le S et le P deviennent acides sulfurique et phosphorique ; en outre, la décomposition
des nucléines fournit de l'acide urique et même du
nouvel acide phosphorique.

Le régime carné produit donc beaucoup d'acides et

---

1. GAUTIER, Alim. et rég., p. 382.

il amène peu de bases alcalines, bien moins qu'il n'en faut pour saturer les humeurs. Aussi le carnivore fabrique t-il aux dépens de ses albumines, des bases alcalines et particulièrement de l'ammoniaque. Il arrive ainsi à supprimer son acidité ; mais grâce à la formation de sels ammoniacaux 30 fois plus toxiques que l'urée. Les végétaux apportent des bases alcalines fixes, surtout de la potasse, combinées à des acides organiques ; ces sels sont comburés et réduits à l'état de carbonates ; ils subissent aussitôt une double décomposition au contact du chlorure de sodium ; le chlorure de potassium formé est éliminé par l'urine tandisque le carbonate de soude alcalinise le sang en neutralisant les acides sulfurique et phosphorique. *Celui qui use d'un régime carné a donc un milieu plus acide que le végétarien :* or c'est justement chez le premier qu'on veut employer les acides pour le décalcifier, car c'est lui qui est arthritique et prédisposé à l'artériosclérose. *Si l'acidité artificielle devait le guérir, pourquoi devient-il malade, puisqu'il est déjà hyperacide ?*

Pour les classiques (Bouchard), l'arthritique est donc un hyperacide. Pour Joulie et son école (Cautru, Nicolaïdi, Bardet, Linossier (1), les arthritiques sont presque toujours des hypoacides : l'acide urique est relégué au second plan et le phosphate de chaux est la cause de tout le mal. Même si l'arthritique était un hyperacide, ce serait un faux hyperacide ; car, comme l'a si bien montré Bouchard, la dyspepsie si fréquente chez les arthritiques produit par fermentation des aci-

---

1. Martinet, Les médic. usuels, p. 144, et Joulie Conf. Inst. Past. 19 mai 1901.

des gras qui augmentent l'acidité du sang ; si, par un traitement approprié, on lutte contre la production des acides gras, l'état du sujet apparaît dans toute sa réalité, c'est-à-dire en hypoacidité. D'ailleurs l'acidité peut varier dans des proportions considérables chez un même sujet, d'un jour à l'autre. -- Quoique les travaux ne manquent pas sur ce sujet, on reconnaîtra qu'il n'est pas aisé de se faire une opinion.

b. **Comment pouvons-nous modifier l'acidité du milieu intérieur. ?** — Suffit-il d'ingérer des acides, des limonades acides, des acides organiques, des fruits acides, comme le pense FERRIER ? — A part l'acide phosphorique ou le phosphate de soude, qui augmentent incontestablement l'acidité urinaire, l'action acidifiante des autres acides n'est nullement démontrée. HUTCHINSON a expérimenté les acides minéraux ordinaires, chlorhydrique, sulfurique, azotique ; il a observé qu'ils n'augmentaient pas l'acidité urinaire, étant excrétés principalement à l'état de sels d'ammoniaque. *Quant aux acides organiques*, ils sont combustibles et se transforment en carbonates alcalins qui relèvent *l'alcalinité* du sang. On n'a jamais pu démontrer que l'acide lactique puisse entraîner la solubilisation de la chaux osseuse. L'ingestion des acides n'agit donc pas aussi simplement qu'on pourrait le croire.

c. **Est-il prouvé que la chaux soit plus soluble, quand le milieu est acide ?** — A supposer que les deux premières questions soient résolues et que nous soyons maîtres de régler l'acidité du sang, il ne nous est pas possible d'affirmer que nous avons rendu la chaux plus soluble. La chaux est plus soluble dans les acides, c'est indiscutable in vitro ; mais *dans le sang la chaux est parfaitement soluble bien qu'en milieu alcalin* ; plus le sang est alcalin, c'est-à-dire plus il contient de carbonates et de bicarbonates, plus facilement la chaux est dissoute. La quantité de chaux est si faible dans le sang, environ 40 mmgr. par litre (et elle est la même chez ceux qui ont des calcifications locales) que cette chaux ne pourrait être insolubilisée qu'à l'état d'oxalate.

Dans les expériences que SABBATANI (V, pl. ht. IIe Partie, Ch. VII, e.) a faites pour étudier l'action des réactifs décalcifiants, il a injecté dans les veines d'animaux des doses mortelles de substances capables de précipiter la chaux in vitro : carbonates, phosphates, métaphosphates, sulfates, citrates, etc ; il croit que la mort a été obtenue par décalcification brutale, mais il n'a jamais observé de précipitation. Il n'est donc rien moins qu'évident que les acides rendent la chaux plus soluble, surtout si l'on songe que les deux acides qui relèvent encore le plus sûrement l'acidité du sang : les acides phosphorique et sulfurique, sont justement ceux dont les sels calciques sont moins solubles que les bicarbonates de chaux qui se forment en milieu alcalin. Du reste les tuberculeux, considérés comme des hypoacides, ne solubilisent que trop bien leur chaux.

d. La solubilité de la chaux a-t-elle pour conséquence son élimination. — Quand on s'occupe de l'élimination de l'acide urique, on cherche surtout à le solubiliser, et avec raison ; car cet acide prend origine dans les tissus. Mais la chaux est exogène, elle vient de l'alimentation. Dès lors, si on la regarde comme une substance malfaisante dont il faut se débarrasser en la rendant soluble, on devrait songer que tout ce qu'on fait pour la rendre soluble, facilite son absorption. Et comme les acides qu'on ingère acidifient plus sûrement le contenu stomacal que le sang, on peut croire qu'on facilite encore plus l'absorption que l'élimination. Même dans le sang, nous ne sommes pas en droit d'affirmer que la solubilité est une cause d'élimination ; il semble au contraire que plus la chaux est soluble, plus elle a de tendance à pénétrer partout et à être assimilée. Remarquons que le sérum de TRUNECEK, qui fait cliniquement disparaître les symptômes pénibles de l'artériosclérose, est formé de substances qui ont plutôt une tendance à insolubiliser la chaux. Enfin la chaux s'élimine parfaitement tout en étant peu soluble : chez l'herbivore qui est obligé de par son ingestion, d'éliminer de fortes quantités de chaux, on ne trouve pas de phosphates terreux dans l'urine ; à cause de l'excès d'alcalis fixes, le phosphate de chaux est mis dans l'impossibilité de traverser le rein, mais il s'élimine en abondance par l'intestin.

e. **Est-ce que, expérimentalement, l'ingestion d'acides, ou d'alcalins modifie la rétention de la chaux ?** — Nous avons recherché sur nous-même si l'acide chlorhydrique et le bicarbonate de soude avaient une influence manifeste sur la rétention de la chaux. Nous nous sommes mis pendant 15 jours à un régime absolument constant : nous avons exposé plus haut les détails techniques de cette expérience (Ire Partie, techn. physiol.). Après 7 jours de ce régime nous avons pris, pendant 3 jours, 4 gr. d'acide chlorhydrique ; la chaux urinaire n'a pas été augmentée, comme le prouvent les chiffres du tableau ci-dessous. Cette constance de la teneur calcique urinaire est d'autant plus démonstrative que la quantité d'urine a été beaucoup augmentée.

La chaux des feces paraît très légèrement augmentée; mais l'augmentation n'est pas assez sensible pour qu'on puisse l'affirmer, à cause des oscillations journalières.

Tableau n° 3. — *Influence des acides et des alcalins sur la rétention de la chaux*

Dates	Quantité de CaO ingérée	Ingestion	Quantité d'urine	Chaux urinaire	Quantité de feces	Chaux fécale	Chaux retenue
28 fév.	1,500	Régime ordin.	1050	0,300	800	1,200	0
1ᵉʳ mars	4,680	Régime spécial	2050	0,295	690	1,038	+ 3,352
2 mars	4,680	idem	1557	0,376	143	2,652	+ 1,657
3 mars	4,680	idem	2025	0,314	185	3,338	+ 1,033
4 mars	4,680	idem	2010	0,290	175	4,210	+ 0,380
5 mars	4,680	idem	1915	0,310	186	4,431	— 0,061
6 mars	4,680	idem	2300	0,295	183	4,515	— 0,130
7 mars	4,680	idem	2070	0,302	185	4,298	+ 0,080
8 mars	4,680	id. + 4 gr. d'HCl	3005	0,281	194	4,050	+ 0,436
9 mars	4,680	id. + 4 gr. d'HCl	2350	0,305	170	5,010	— 0,665
10 mars	4,680	id. + 4 gr. d'HCl	3170	0,322	210	3,688	+ 0,670
11 mars	4,680	Rég. sp. + 10 gr. de bic. de Na.	2420	0,290	175	3,740	+ 0,650
12 mars	4,680	idem	2720	0,291	183	3,870	+ 0,519
13 mars	4,680	idem	2100	0,298	189	4,280	+ 0,102
14 mars	4,680	Régime spécial + 2 gr. de KI	1310	0,287	170	3,970	+ 0,433
15 mars	4,680	Régime spécial + 2 gr. de KI	2120	0,317	196	4,120	+ 0,253
30 mars	6,000	Régime ordin. + 4 gr. de CaCl2	1150	0,523			

Le bicarbonate de soude que nous avons ingéré à la dose de 10 gr. pendant les 3 jours suivants a peut-être une action plus nette ; en effet la moyenne de l'élimination urinaire qui était de 0,302 descend à 0,295.Dans les fèces, la diminution est également peu sensible.

A la fin du tableau ci-joint on peut voir que l'ingestion de $CaCl^2$ produit une augmentation franche de la chaux urinaire : la différence entre 0,523 et 0,302 n'est pas à comparer aux faibles variations qu'ont amenées l'acide chlorhydrique ou le bicarbonate.

Somme toute cette expérience qui nous a coûté beaucoup d'ennuis et de temps, ne nous a rien appris de particulier sur l'influence décalcifiaute de l'acide chlorhydrique. Mais ce résultat négatif, car c'est un résultat, nous laisse bien rêveur en face des misérables fondements qui supportent les grandes théories sur la décalcification des artérioscléreux. Peut-être qu'avec l'acide phosphorique, il n'en serait pas de même ; MARTINET et JOULIE (1) ont obtenu une amélioration chez les artérioscléreux par l'ingestion d'une dose journalière de 0 gr. 50 d'acide phosphorique ; mais ces auteurs attribuent leur succès à l'action eutrophique puissante de l'acide phosphorique sur les fonctions digestives et les processus nutritifs. D'un autre côté, Vichy avec la cure alcaline compte également quelques améliorations incontestables.

La décalcification par ingestiou d'acides n'est donc pas aussi simple qu'elle le paraît. Nous n'avons pas la

---

1. MARTINET, les médic. usuels, p. 153.

prétention d'avoir résolu la question, nous avons plutôt cherché à montrer qu'elle était loin de l'être.Avant de lancer la décalcification par les acides sur le terrain de la thérapeutique, avant de discuter sur les détails de son application, les trop hardis novateurs eussent fait acte de prudence en se demandant si elle existe.

CHAPITRE VI

IMPORTANCE DE LA CALCIFICATION EN THÉRAPEUTIQUE

Pas plus dans ce chapitre que dans le reste de ce travail nous n'avons en vue l'importance thérapeutique de la chaux en général. La chaux est assez employée en thérapeutique et en hygiène sous forme d'oxyde, de chlorure, de carbonate, de bromure, d'iodure, d'hypochlorite..... et son action dépend tantôt de l'élément acide, tantôt de la base ; mais cette action est décrite dans les traités spéciaux (1). Nous ne nous occuperons ici que des relations pouvant exister entre l'ingestion de la chaux alimentaire ou médicamen-

---

1. Indépendamment de son action bien connue dans les hémorragies, le chlorure de Ca a été employé comme inhibiteur du système nerveux dans l'épilepsie, la tétanie, les convulsions (Lingueri, Silvestri, Audelino, Brucia, Netter, Parhon, Moncany); dans la pneumonie (Netter, J. Barr, Lauder, Bruntor);dans l'affaiblissement de la tonicité du cœur (Ringer, Gautrelet. Locke); dans les dermatoses (Parhon, Urechie, Wright, Ross, Paramore Netter); dans l'albuminurie orthostatique (Wright); dans les néphrites aiguës et le mal de Bright (Netter, Moncany, Renon, iscovesco). Le rôle de décalcifiant squelettique que nous avons

teuse et la fonction de calcification ou de décalcification.

Nous avons insisté, à propos de l'assimilation
(IIe Partie, Chap. IV), sur les obscurités qui enveloppent la fixation de la chaux dans les tissus. Les
auteurs modernes ont une tendance à faire dépendre
le métabolisme calcique d'une sécrétion interne : le
corps thyroïde aurait une mission de calcification (L.
Lévi, Rothschild, Parhon, Silvestri), l'ovaire jouerait
un rôle inverse (Parhon, Hertoghe, Goldstein). Il importe de ne jamais perdre de vue qu'on a à faire à un
organisme vivant et que ce n'est pas seulement un
récipient qu'il s'agit de remplir ou de vider. C'est
pourtant de cette dernière manière de voir que nous
rapproche la façon dont certains auteurs conçoivent
la question. Or, il ne faut pas envisager la chaux seule
quand on veut calcifier ou décalcifier :

1[o] **Essai de calcification.** — Lorsque, par un procédé
quelconque, un être a été privé de la chaux alimentaire qui lui est indispensable, la restitution de la
chaux s'impose. Ferrier (Th. de Paris) rapporte plusieurs observations où la calcification s'est très bien
faite. Viennent ensuite les rachitiques qui ne se calci-
fient pas ou se décalcifient ; les lymphatiques, scrofuleux, tuberculeux qui sont des hypocalcifiés, comme
le montrent la faible teneur de la chaux osseuse et la

établi pour le $CaCl_2$ n'est pas en contradiction avec la possibilité
d'agir dans les différentes affections énumérées, car la chaux
osseuse, déversée dans les tissus, peut contribuer autant, sinon
mieux, que l'ingestion de chaux à relever momentanément et légèrement le taux calcique des milieux organiques.

friabilité des dents. Faut-il méthodiquement bourrer ces malheureux comme des fours à chaux ? Nous avons dit ce qu'il faut penser, au point de vue calcaire, du rachitisme et de la tuberculose (V. plus haut IIIe Partie, Chap IV, §§ 2 et 4). Lorsque nous avons des raisons de croire que le malade a un apport insuffisant de chaux, nous pouvons lui en fournir au même titre qu'à un sujet normal, car une maladie peut coïncider accidentellement avec un apport de chaux insuffisant. Lorsqu'un animal est privé expérimentalement de chaux, il fait du ramollissement des os, mais sans lésions de rachitisme ; d'ailleurs, l'enfant qui devient rachitique n'est-il pas le plus souvent nourri avec du lait de vache qui lui apporte 5 fois plus de chaux qu'il ne lui en faut ? Dans ce cas, il ne servirait à rien d'administrer de la chaux : il faut agir contre la cause qui empèche l'assimilation de la chaux.

Dans la tuberculose et la scrofule, la déminéralisation a une importance causale qui lui vient d'un échange de mauvais procédés. La cause réelle de la tuberculose produit de la décalcification et celle-ci par la déchéance organique qu'elle entraine, favorise l'évolution tuberculeuse. Mais la décalcification n'est pas primitive, ni d'habitude secondaire à une simple insuffisance d'ingestion. Le traitement de la tuberculose par la reminéralisation ne s'attaque donc pas à la cause du mal ; il est cependant possible, quoique ce ne soit pas prouvé, que sa mise en pratique puisse quelquefois faire du bien, mais souvent aussi du mal. Nous avons vu que le $CaCl^2$ et le sulfate de Ca produisent à la longue une fusion squelettique très intense. Il faut se méfier du phosphate de chaux, jusqu'au jour où son action saura été bien démontrée.

Il serait d'ailleurs d'une prudence élémentaire que les applications thérapeutiques ne se fassent qu'avec la dernière réserve. Les expériences de laboratoire sont sujettes à trop d'erreurs et pas assez comparables aux conditions physiologiques et pathologiques, pour qu'il soit permis de s'en servir comme unique base pour une application thérapeutique. Il est plus sûr de s'en tenir aux aliments riches en substances minérales et d'ingérer la chaux sous forme de carbonates, comme la bonne nature nous l'offre dans l'eau de boisson.

2° **Essai de décalcification.** — Guérir les artérioscléreux en les débarrassant de leur chaux semblait un procédé visant directement la cause du mal : c'était un traitement pathogénique, donc idéal. Ce traitement consiste d'abord à diminuer autant que possible la chaux alimentaire (RUMPF), et ensuite à faciliter l'élimination de la chaux par des réactifs décalcifiants. Avant d'employer cette thérapeutique, qui est plutôt une vue de l'esprit, il importe de résoudre ces deux simples questions: *doit-on* et *peut-on* décalcifier ?

a. *Doit-on décalcifier ?* — Toutes nos expériences relatées dans la IIIe Partie de ce travail nous amènent à répondre hardiment par la négative. Nous avons démontré que, biologiquement, la chaux n'est ni la cause efficiente, ni la cause adjuvante de l'athérome (V. plus haut IIIe Partie, Chap. I, II, III). Nos expériences confirment ce fait pratique et indiscuté que les mangeurs de chaux, c'est-à-dire les végétariens, sont moins sujets à l'artériosclérose que les mangeurs de viande. A supposer que la décalcification soit facile à obtenir, son emploi serait très dangereux ; car toutes les causes naturelles ou artificielles de l'athérome (arthritisme, sénilité, adrénaline, $CaCl^2$, myxœdème), s'accompagnent de décalcification.

b. *Peut-on décalcifier ?* — Rien ne paraît plus simple que cette décalcification ; ingérez des acides et la chaux sera dissoute et entraînée. Nous avons suffisamment insisté (IIIe Partie, Chap. V, § 5) sur les obscurités qui enveloppent cette question ; il n'existe pas de méthode sûre de décalcification. Et si la décalcification n'est pas une arme à double tranchant, c'est du moins une arme aveugle ; et il est impossible de dire de quel côté est le tranchant. On a beaucoup exagéré et presque toujours sans preuves, le rôle de la calcification dans l'artériosclérose. Il importe de remettre les choses en place et de se méfier des innovations thérapeutiques reposant sur des faits douteux ou mal interprétés.

CONCLUSIONS

1° La chaux est surtout répandue dans les aliments végétaux, dans le lait et dans les eaux calcaires. La viande en renferme peu, la graisse n'en contient pas. La chaux est très bien assimilée sous certaines formes minérales, particulièrement le bicarbonate.

2° La ration de chaux, c'est-à-dire la quantité minima nécessaire à l'organisme, est formée de deux parties :

a. La chaux nécessaire à la construction du squelette et des tissus : cette quantité est d'autant plus élevée que la croissance est plus active et que le sujet est plus jeune. L'enfant, avant sa première année, exige 300 mmgr. de chaux par jour, c'est-à-dire environ 50 mmgr. par kilo-24 heures ; après la première année 10 mmgr. lui suffisent ; à partir de 5 ans il se contente de 6 mmgr. par kilo-24 heures. Cette quantité baisse de plus en plus pour devenir nulle après l'achèvement du squelette.

b. La chaux destinée à l'entretien du squelette et des tissus et au renouvellement de la chaux de la désassimilation. Nous avons établi par des expériences que cette quantité n'est pas supérieure à 6 mmgr. par kilo-24 heures : elle reste la même quel que soit l'âge du sujet.

3° Quand le régime est varié, il fournit la ration de

chaux indispensable. Il peut arriver qu'un sujet en état de croissance *soit en souffrance calcique,* surtout s'il fait peu usage de lait et si son eau de boisson n'est pas calcaire.La ration de chaux peut être considérablement augmentée sans inconvénient. L'organisme est très sensible à la privation des substances minérales en général, mais il ne manifeste par aucun trouble immédiat la privation de la chaux; dans la suite les dents seront tendres, le squelette sera moins calcifié, et le sujet sera plus vulnérable vis-à-vis des infections, surtout de la tuberculose.

4° L'élimination de la chaux se fait, pour la majeure partie, par la muqueuse intestinale : l'élimination par l'urine est sensiblement constante et ne traduit que rarement les modifications du métabolisme calcique. Il est plus intéressant de connaître l'élimination fécale; jusqu'à présent celle-ci a été laissée dans l'ombre,parce que la recherche en est très longue et qu'elle serait illusoire, si on ne connaissait parfaitement la chaux ingérée ; or l'évaluation de celle-ci n'est possible qu'avec un régime absolument constant.

5° Le sang contient toujours la même quantité de chaux, quelles que soient les conditions d'âge ou de sclérose. La constance n'est pas due au fait que le taux de la chaux y serait voisin de la satuɩation. On observe pour la chaux ce qu'on remarque pour le chlorure de sodium et d'autres substances : *le sang en contient une quantité déterminée, quoique la solubilité ne l'empêcherait nullement d'en renfermer davantage.* Cette fixité existe aussi pour les autres tissus. Les milieux organiques ne sont jamais sursaturés de chaux,

Toute diminution ou augmentation de chaux ne retentit pas sur la teneur en Ca des tissus mous et des liquides ; elle se traduit par une diminution ou une augmentation de la chaux du squelette. Il n'existe pas d'organismes surcalcifiés, à moins que, par ce terme, on veuille entendre un organisme à calcifications *locales* ou à squelette hypercalcifié.

6° Dans le rachitisme, la tuberculose, l'ostéomalacie, la décalcification n'est pas primitive : les essais de calcification n'ont donc pas la valeur d'un traitement pathogénique dans ces affections. Le glycéro-phosphate de chaux a une influence bienfaisante sur la nutrition des organes et sur les échanges azotés, mais son phosphore n'est pas assimilé et sa chaux est moins sûrement retenue que celle des bicarbonates de l'eau potable ; s'il peut être un bon médicament dans la dépression nerveuse, sa valeur comme reminéralisateur est plus équivoque.

7° Dans l'artériosclérose, les lésions vasculaires se manifestent par la dégénérescence hyaline et par la formation d'une substance dure, brillante, vitreuse et véritablement scléreuse, *avant qu'il y ait calcification ;* La chaux n'est donc pas la cause efficiente de l'artériosclérose.

8° L'artériosclérose ne peut pas être favorisée par une précipitation de la chaux due à la sursaturation de l'organisme, parce que cette sursaturation n'existe pas.

9° L'athérome expérimental chez le lapin s'accompagne de décalcification squelettique ; cette décalcication se manifeste par le fait que l'élimination de la chaux est supérieure à l'ingestion. Il n'est donc pas admissible que la chaux se fixe sur les artères parce qu'elle n'a plus de place ailleurs et que le trop plein est atteint.

10° Le CaCl², qui a la propriété d'exalter le pouvoir athéromatisant de l'adrénaline, provoque une décalcification plus énergique que l'adrénaline seule. Non seulement tout le CaCl² ingéré est éliminé, mais encore l'organisme abandonne de sa propre chaux au point que le taux calcaire des os diminue de 1/7 ; cette diminution se traduit par des déformations visibles. L'action athéromatisante du CaCl² n'est donc pas due à un apport plus considérable de chaux.

11° Le CaCl², employé seul, produit également de la décalcification. Cette action ne se manifeste qu'après une dizaine de jours, mais persiste dès lors, si bien que l'animal qui ingère, outre sa nourriture, 1 gr. de CaCl² par jour, peut avoir perdu en 5 mois le 1/10 de sa chaux squelettique. Le sulfate de Ca aurait une action décalcifiante analogue. Il importe de se méfier de l'action prolongée des sels de Ca dont l'assimilation n'est pas parfaitement connue ; si par hasard le phosphate de Ca se comportait comme le chlorure et le sulfate, la reminéralisation des tuberculeux serait en bonne voie !

12° La décalcification squelettique qui accompagne l'athérome expérimental n'est pas un fait paradoxal. L'analyse du squelette nous révèle que *les artériosclé-reux et les vieillards ont une teneur calcique osseuse infé-rieure à la normale.* De même, les myxœdémateux, qui font si facilement de l'athérome, ont un squelette absolument et relativement hypocalcifié.

13° Si l'action de l'adrénaline coïncide avec une fusion osseuse, il n'en résulte pas que la fusion osseuse soit la cause adjuvante des lésions. Cependant si l'on avait quelque raison de soupçonner la culpabilité de la chaux dans la pathogénie de l'artériosclérose, ce serait plutôt de la chaux squelettique déversée en abondance dans les tissus qu'il faudrait se méfier, et non de la chaux alimentaire; dans tous les cas, ce qu'on pourrait faire de pire, ce serait de provoquer artificiellement une décalcification, c'est-à-dire une fusion osseuse; et le comble serait de le faire dans le but de prévenir l'artériosclérose. Non seulement la décalcification par les acides n'est pas indiquée, mais outre que sa mise en pratique peut avoir de sérieux inconvénients, il n'est rien moins que prouvé que les acides décalcifient; en tout cas expérimentalement ils ne le font pas.

14° Le régime de RUMPF, c'est-à-dire un régime dont sont proscrits tous les aliments riches en chaux : lait, légumes, céréales a été une application thérapeutique hâtive d'un principe biologique non démontré. Même lorsqu'une théorie nouvelle prend naissance à la faveur d'une expérience bien conduite, on ne devrait pas y mêler la thérapeutique, surtout si les nouvelles indications sont contraires à des faits bien établis. Le régime de RUMPF, qui est en effet, avant tout, un régime carné, a souvent été essayé, mais il a toujours été mal supporté. En pratique les artérioscléreux se trouvent fort bien du régime lacto-végétarien, malgré sa richesse en chaux ; et ce sont les végétariens qui sont le mieux à l'abri de la sclérose.

La théorie de la surcalcification des artérioscléreux était aussi séduisante que simple ; elle nous promettait de prévenir le fléau et de le guérir ; elle est malheureusement trop simple et ne correspond pas à la réalité. Faut-il donc arriver avec découragement au terme d'un long travail ; non certes, car en matière scientifique, il importe peu d'avoir des théories qui nous plaisent ou nous flattent, il faut avant tout être dans le vrai. Mieux vaut reconnaître que le remède héroïque de l'artériosclérose n'est pas trouvé, que de nous endormir dans une sécurité trompeuse qui nous fait suspendre les recherches.

INDEX BIBLIOGRAPHIQUE

J. Aliman. — Calcium chloride. *Hosp. gaz. London* 1906, 44.

Aron. — Ueber die physiologische Bedeutung der Kalksalze. *Therap. Monatsh. Berl.* 1907, 21.

— Eine Einfache Methode zur Bestimmung des Ca in organischen Substanzen. *Bioch. Ztschr. Berl.* 1907, 4.

— Kalksalze beim wachsenden Organismus. *Bioch. Zeitschr. Berl.* 1908, 8.

Asahi. — Beitrag zur Kenntniss der Gefaessverkalkung. *Arch. f. Derm. u. Syphil.* T. 76.

V. Ball. — L'athérome aortique chez l'homme et les animaux. *Thèse de Lyon,* 1907.

Barbet. — La médication de Trunecek dans l'artériosclérose, étude clinique. *Thèse de Lyon,* 1903.

J Barr. — On arteriosclerosis. *Brit. med. journ.* 1906 et *Liverp. med. journ.* 1905, t. 25.

Basch. — Arteriosclerosis, *Wien. med. Presse,* 1905.

J. Baylac. — Athérome expérimental de l'aorte consécutif à l'action du tabac. *Soc. de biol.,* 1905, p. 935.

Beneke. — Der phosph. Kalk. Gœttingen 1850.

Bohn. — Processus de calcification chez les animaux. *Soc. de biol.* 13 avril 1907.

Bonanni. — Mode de se comporter du lactate, du formiate, de l'acétate de Ca. *Arch. ital. de biol.,* Turin 1906, T. 45.

P. Boveri. — Contributo allo studio degli ateromi aortici sperimentali. *Clin. mod. ital.,* Milano, 1906, t. 14.

— Ueber die Wirkung des Iods auf das durch Adrenalin erzeugte Atherom der Aorta. *Deutsche med. Wochenschr.* Leipz. 1906, t. 32.

— Ateroma aortico sperimentale la tabacco. *Gazz. d. osp. Milano,* 1905, t. 26.

Bracci. — Sulla calcificazione. *Clin. mod. Pisa*, 1905, t. 1.

Buchmann. — The etiology and symptomatology of arteriosclerosis. *M. J. Mag.*, 1906, t. 26.

Cowmann. — The current theories regarding the causation of arteriosclerosis, *Pract. London*, 1906, t. 76.

Cummins et Stout. — Experimental arteriosclerosis by adrenalin inoculation and the effect of potassium iodide. *Unic. Penn. M. Bull. Phil.* 1906, t. 19.

W. Erb. — Experimentelle und histologische Studien über Arterienerkrankung nach Adrenalininjektion. *Arch, f. exper. Path. Leipz.*, 1905, t. 8.

G. Etienne. — Rôle de l'élévation de la pression dans la pathogénie de l'athérome. *Journ. de physiol. et de path. gén.*, t. 6, p. 1055.

— Le rôle athéromatisant du CaCl². *Soc. de biol.*, 18 mai 1909.

Etienne et J. Parisot. — Action de la subst. hypophysaire sur l'appareil cardio-vasculaire. *Arch. de méd. expérim.*, 1908.

P. Ferrier. — Indications, contre-indications..., de la médication décalcifiante. *Soc. de biol.*, 1907, p. 48.

— Signification pathologique du déchaussement des dents. Ibid., p. 72.

— Les pertes et les gains en chaux chez l'homme. *Arch. gén. de méd.*, 1905, p. 1601.

Fresenius. — Traité d'analyse chimique. Paris, Savy, 1879.

V. Frey. — Beitræge zur Kenntniss der Adrenalinwirkung. *Phys. med. Gesellsch. Wurzb.*, 1905, 43.

L. Garnier — Chimie médicale, Paris 1805.

Gaube du Gers. — Cours de minéralogie biologique.

A. Gautier. — Alimentation et régimes.

— La Chimie de la cellule vivante. Masson, Paris.

Goldmann. — Zur Therapie und Prophylaxie der arteriosclerose. *D. Aerzte Zty. Berl.*, 1906, p. 437.

Hasenfeld. — Ueber die Bedeutung und die Ursache der frühzeitigen Arteriosclerose. *Ungar med. Press.* Budap., 1906, t. II.

Haushalter et Jeandelize. — Athérome de l'aorte chez une myxœdémateuse âgée de 13 ans. *Soc. de biol.*, 21 avr. 1907.

Hoppe-Seyler. — Traité d'analyse chimique. Paris, Savy, 1877.

Huchard. — Maladies du cœur et des vaisseaux.

Iscovesco. — Le Ca dans le mal de Bright. *Soc. de biol.*, 20 février 1907.

Jankau. — Zur Etiologie der Arteriosclerose. *Repert.d.prakt.Med.* Leipz., 1906, t. 3.

P. Jeandelize et J. Parisot. — Pression artérielle chez deux myxœdémateux. *Soc. de biol.*, 22 avril 1907.

Josué. — Athérome artériel et calcification. *Soc. de biol.*, 20 juin 1907.

L. Lévy et Rothchild. — Intestin thyroïdien et ion calcium. *Soc. de biol.* 27 avril 1907.

Labbé et Josué. — Adrénaline et $CaCl_2$ *Soc. Méd. des hôpit.*, déc. 1905.

Lewandowski. — Ueber subkutane und periartikulare Verkalkungen. *Virch. Arch.*, t. 181

Lissauer. — Experimentelle Arterienerkrankung beim Kaninchen. *Berl. klin. Wochschr.* 1965, t. 42.

Lœper et Boveri. — La chaux et le cœur. La chaux et les artè-res. *Soc. de biol.*, 15 et 22 juin 1907.

M, Lucien et J. Parisot. — La pathogénie de l'athérome. *Proc. méd.* 21 nov. 1908.

— L'athérome spontané chez le lapin. *Soc. de biol.* 11 mai 1908.

A. Martinet. — Les médicaments usuels, les aliments usuels. Paris, Masson, 1909.

Maurel. — Traité de l'alimentation, Paris, Doin, 1900.

— Quantité de chaux nécessaire. *Soc. de biol.*, avril 1904.

Merklen. — Des indications du sérum de Trunecek chez les artérioscléreux. *Soc. méd. hôp. Paris*, 30 mai 1902.

Muller, Inada, Romberg. — Zur Kenntniss der Iodwirkung bei Arteriosclerose. *D. med. Wochschr.* 1904, t. 30.

Munk et Ewald. — Alimentation de l'homme normal et de l'homme malade ; traité de diététique. Paris, Carré 1897.

Netter. — Sels de Ca dans l'eczéma, dans la tétanie expérimentale. *Soc. de biol.*, 1907. 2 p. 465.

—. Intervention de l'Action modératrice du Ca. *Soc. de biol.* 1907, 9 mars.

— Importance biologique du Ca. *Soc. de biol.*, 10 février 1902; 2, 9, 16 mars, 12, 19 avril 1907.

Neubauer. —*Journ. f. prakt Chemie*, 67, p. 65.

Neubauer et Vogel. — Analyse des Harns, Wiesbaden, 1890.

Noorden. — Ueber Arteriosclerose. —Med. Klin, Berlin, 1908. t. 4.

Ortowasky. — Athérome expérimental sur les artères de lapins. Przegl. lek. Krakow. 1906, t. 14.

Parhon et Panescu. — Pathögénie du prurit. *Journal de Neurol.* 1908.

Parhon et Uréchie. — CaCl² dans l'eczéma. *Soc. de biol.*, 16 novembre 1907.

— Influence des sels de Ca sur l'évolution de la tétanie expérimentale, 27ᵉ Congr. de Genève, 3 août 1907.

Parhon et Dumitresco. — Recherches sur la teneur en Ca des centres nerveux des animaux thyro-parathyroïdectomisés. *Soc. de biol.*, 8 avril 1909.

Pearce et Stanton. —Experimental arteriosclerosis. *J. exper. med.* N.-Y., 1906, t. 8 et *Albany m. ann.* 1906, t. 27.

Pic. — Du rôle des modifications de la pression dans la production de l'athérome expérimental. *J. de Physiol. et de Path. gén.*, Paris, 1906, t. 8.

Pierrallini. — Sull' eliminazione della calce e della magnesia in rapporto ad alcune forme cliniche. *Speriment. arch. di biol.* 1906, t. 60.

Renon. — Le CaCl₂ dans l'albuminurie. *Bullet. gén. de Thérap.* 8 déc. 1907.

G. H. Roger. — Alimentation et digestion. Paris, Masson, 1907.

Rumpf. — *Munch. et Berl. Kl. Wochenschr Méd. mod.*, 11 septembre 1897.

Sabbatani. — Fonction biologique du Ca ; action des réactifs décalcifiants. *Arch. ital. de biol.* Tur., 1905, t. 44.

— Importanza del Calcio che trovasi nella cortecia cerebrale. *Arch. di psych.*, 1903.

Schetelig. — *Virch. Arch.*, 1880, 82, p. 437.

Seemann. — *Virch. Arch.*, 1879, 77, p. 299.

Senator. — Charité Ann. 1882, VII, p. 397.

Shannon. — Arteriosclerosis history etiology and pathology. *North West med. Seattle.*, 1905, t. 3.

Silvestri et Tosati. — *Gaz. osped. della cliniche*, 1907, p. 1067.

Sinnuber. — Timo e ricambio del calcio. *Gaz. osped.*, 1905, p. 141.

Sorel. — Contribution à l'étude expérimentale de l'athérome. *Arch. méd. de Toulouse*, 1905, t. 11.

Spadaro. — Missione biologica de sali di calcio. *Gaz. intern. med.* Nap. 1905, VIII.

L. Spillmann. — Le rachitisme, Paris, Carré, 1900

Stermann. — Incipient pathology of atheroma and arteriosclerosis. *Iowa M.-J. Des Moines*, 1905, t II.

H. Sternfeld. — Pathologie et étiologie de l'athérome. Thèse de Munich, 241.

Sturli. — Altérations de l'Aorte par l'adrénaline. *Sem. méd.* 1905, p. 128.

Teissier. — Artériosclérose et athérome. *L'œuvre médico-chirurg.* Paris, 1908.

— Modifications de la pression artérielle sous l'influence des solutions salines concentrées. *Soc. de biol.*, 11 janv. 1902.

Thierfelder. — Félix Hoppe-Seyler's Handbuch der chemischen Analyse. Berlin, 1908.

Trunecek. — Traitement de l'artériosclérose par les injections de sérum inorganique. *Sem. méd.*, 24 avril 1902 ; *Wien. med. Wochenschr*, 27 mai, 3, 10 juin 1905.

TABLE DES MATIÈRES